박중림 스포츠 의·과학 박사의 '바디 밸런스 재활' 이야기

시니어 건강,
바디 밸런스로 완성하라

- 내가 나를 치유하는 건강 지킴이 -

JLP 스포츠 의·과학 연구소

시니어 건강, 바디 밸런스로 완성하라

1판 1쇄 인쇄 2025년 2월 15일
1판 1쇄 발행 2025년 2월 20일

저자 박중림 박상준 고은정 구용욱 박성진
발행인 박중림
편집디자인 임나영
펴낸 곳 JLP 스포츠 의·과학 연구소
등록번호 2024년 12월 12일(제2024-000158호)
주소 서울특별시 영등포구 당산로47길 20, 802호 (당산로6가)
전화 02-3667-2405
e-mail jlpark1212@naver.com
홈페이지 www. JLPSBD.co.kr

ISBN 979-11-990825-0-2 (03510)

들어가는 말

시니어(50·60·70대)는 인생 2막의 새 출발이다.

시니어들이여! '건강자산'을 관리하여 인생 2막을 준비하라.

박중림 박사의 인체 밸런스 디자인 이야기!

시니어, 퇴직 예정자와 퇴직자의 인생 2막 설계를 위한 '건강자산' 관리 지침서!

시니어 건강은 국민건강보험 재정과 직결되는 국가 재정의 필수 버팀목이다.

'건강자산' 관리 제1순위는 병원비 지출을 최소화하는 것이다.

시니어 '건강자산' 관리는 실내에서 1시간(아침·저녁 30분) 치료적 운동으로

밸런스 디자인(재활)과 기초 근력을 완성하라.

(어깨 펴 10분, 허리 펴10분, 발아치 걷기 10분, 하루 2회)

왜 나는 바디 밸런스 디자인(재활)을 시작하게 되었나.

대기업 임원을 조기 퇴직하고 인체 공부에 올인 한 것은 20세에 무릎 연골판 완전 절제수술을 받은 후 40세에 외상성 무릎관절염(T/A) 말기 판정을 받으며 시작되었다.

수술 외에는 치료적 재활 개념이 없던 시절에 생존을 위해 시작한 공부가 지금은 평생 직업이 된 것이다.

건강한 몸으로 수술없이 살고 싶은 간절한 마음으로 인체 공부를 본격적으로 시작한 지 25년째 접어들었다. 그동안 물리학, 경영학, 스포츠의학, 물리치료학 등 다양한 학문을 공부하면서 결국에는 '인체 밸런스'가 건강을 유지하는 가장 중요한 요소가 된다는 것을 알게 되었다. 퇴직 후 연구소 설립, 대학 강의, 외부 강연, 임상 연구를 통해 쌓아온 건강정보를 이제는 시니어들과 함께 나누고 소통의 통로를 만들고 싶었다.

연금시대를 살아가는 우리가 병원에 이 연금을 고스란히 바치지 말고 나와 가족, 이웃에게 베풀면서, 적극적인 '건강자산' 관리를 하는 시니어가 되어보자. 아울러 건강하고 행복한 삶을 만드는데 이 책이 도움이 되길 바란다.

제2의 인생, 시니어 30년을 어떻게 준비할까.

인생을 120세 기준으로 할 때, 유·청소년기(10·20대), 주니어(30·40대), 시니어(50·60·70대), 실버(노인, 80대~)세대로 새롭게 구분할 수 있다. 현대 과학의 혜택으로 평균수명과 건강나이가 길어지면서 퇴직한 베이비붐 1기(55~63년)와 베이비붐 2기(64~75년)는 최소한 70대까지 경제활동을 해야 하는 세대가 되었다. 평생 직업을 가지고 활동해야 하는 시대로 진입하고 있다. 기성세대의 60대와 지금의 60대를 비교해보면 10년 이상 젊어진 것을 느낄 수 있다.

퇴직 이후에 대한 고민으로 두려움도 많겠지만 걱정할 필요는 없다. 가장 중요한 건강만 유지된다면 사회봉사와 생활비 수익이 창출되는 일자리는 어렵지 않게 구할 수 있다. 주니어 세대가 꺼리는 단순하면서도 적당한 육체와 정신노동을 겸하는 직업군이 시니어의 주 무대가 될 수 있기 때문이다.

시니어에게는 '건강'이 바로 '자산'이다. '건강자산' 관리가 핵심이다.

'건강자산'은 생존하기 위한 필수 조건이다. 젊었을 때의 건강은 부모로부터 물려받은 유산(선물)이다. 시니어는 시간과 열정을 몸에 투자해야만 수익으로 직결되는 '건강자산'이라는 것을 명확히 인식해야 한다. 병원비와 간병비, 가족들의 간호 비용까지 포함하면 상상을 초월하는 병원비가 들어간다는 현실에 직면하고 있다.

노후 준비를 위한 현금 흐름을 작성하려면 끝 지점(well dying)을 알아야 된다. 언제 죽을지를 안다는 것은 신의 영역이지 인간의 영역이 아니다.

간호·간병 없는 건강 나이를 최대한 늘리는 것이 최선의 노후 준비라는 것을 인식해야 한다. 기업들은 건강에 대한 불안 마케팅을 활용하고 있으며, 그 해결책으로 '금융자산'을 지나치게 강조하고 있다. 그러나 시니어 노후 준비는 '금융자산'과 함께 '건강자산'을 동시에 관리해야 한다는 것을 명심하자.

'건강자산' 관리는 인간의 마지막 존엄을 지키는 '최소 요양기간'을 만들어 준다.

간병인의 도움 없이 의지대로 자유롭게 활동하다가 최소 요양기간(Bed-Resting)으로 생을 마감하는 것이 필자나 독자들이 소망하는 건강자산 관리의 궁극적인 목표이다.

스스로가 자신의 몸에 대하여 이해하고, 치료적 운동법으로 구조적·생리적 밸런스를 바로 잡고 유지하는 '밸런스 디자인(재활)'으로 건강자산을 관리하기 바란다.

120세 시대, 시니어의 평생 직업을 '밸런스 디자인 아카데미'에서 완성하자.

밸런스 디자인 아카데미의 내 몸 건강지킴이, 가족 건강지킴이, 시니어 건강지킴이와 시니어 밸런스 댄스 전문지도자 양성과정을 통해 평생 직업으로 인생 2막을 준비하자.

저자 박중림 외

차   례

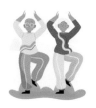

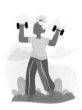
8

Part 04_ 인체는 골반을 중심으로 근막으로 연결된 하나의 유기체다

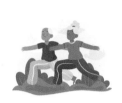

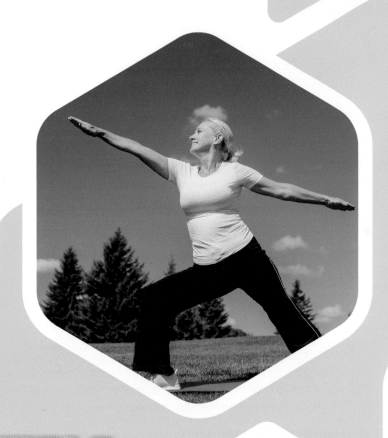

바디 밸런스
디자인(재활)
이란?

Part
01

① 밸런스 디자인(재활)의 정의

정신적·구조적·생리적으로 올바르고 건강한 몸이 일상생활의 나쁜 자세와 습관, 의식, 환경 요인으로 균형이 무너진 상태를 건강한 상태로 다시 만드는 일체의 행위를 '밸런스 디자인(재활)'이라 한다. 신경, 혈관, 근육근막의 전신적인 시스템의 불균형은 지속적으로 상호 조정과 보상을 거친다.

불균형이 한계점을 넘어서면 움직임이 제한을 받고 기능 저하가 시작된다. 지속적인 기능 저하는 조직을 변성시키고 통증을 동반하는 병적 증상으로 나타나는데, 이를 질병이라 한다.

[밸런스와 질병의 메커니즘]
인체 불균형 → 운동성 제한 → 기능 저하 → 조직 변성 → 병적 증상 → 질병

★ 인체의 기본 구성

인체는 650개의 근육, 206개 뼈, 100개 이상의 관절, 혈관 120,000km로 구성되어 있다. 뼈와 근육 사이에 신경과 혈관이 있다. 연결시스템 상호 간에 어느 하나라도 문제가 생기면 다른 구조에 반드시 영향을 미친다.

① 신경은 형태적으로 중추신경과 말초신경으로 구분한다.

중추신경인 뇌와 척수는 모두 척수액 속에 떠 있는 상태이며, 머리뼈와 척주에 의해 보호된다. 말초신경계는 중추신경계 자극의 유입과 유출 담당하는 뇌 신경 12쌍, 척수신경 31쌍, 자율신경(교감신경, 부교감신경)으로 구분한다.

② 신경의 기능에 따라 의식신경(체성신경)과 무의식신경(자율신경)으로 구분한다.

의식신경은 사고, 지각, 운동, 환경적응 등 인체의 움직임을 조정하고 외부자극을 받아들이며, 무의식 신경은 순환, 분비, 영양, 생명 유지 등으로 구분한다.

③ 몸의 세포 재생주기

약 60개 조의 몸 세포는 약 50만 개가 1초 만에 사멸되고 동시에 50만 개가 재생된다. 사멸되는 세포 수가 재생되는 세포 수보다 많아지면 노화현상이 나타난다.

뇌세포와 심근세포 등은 재생되지 못하고 세포 수가 급속히 감소하여 치매, 파킨슨, 심장질환 등이 발생한다. 백혈구 48시간, 적혈구 약 4개월, 뼈·근육·장기 세포 4~6개월, 신경세포·뼈 조직 7년, 뇌세포는 60년이 재생주기다. 뇌, 신경세포와 뼈, 연골 조직을 제외하고 6개월이 지나면 새로운 몸 조직이다.

Balance Design

②② 밸런스 디자인(재활)의 분석

★ 질병의 관점 - 모든 질병은 몸의 불균형에서 출발한다

인체의 불균형은 구조적·생리적·심리적으로 구분한다. 근·골격계 불균형은 근·골격계 질환, 생리적 불균형은 내장기 질환 및 대사성 질환, 심리적 불균형은 심리와 정신 관련 질환을 발병하게 한다.

인체의 퇴행(노화)이 급격하게 진행되는 시니어들은 구조적·생리적·심리적 불균형이 동시에 진행되는 복합성 만성질환으로 나타난다. 초기 질환은 약물, 주사, 시술 및 수술의 패턴으로 치료할 수 있으나 복합성 만성질환이 되면 치료가 쉽지 않다.

★ 구조적 관점 - 몸의 폄 유지 관리

1차 만곡은 엄마 배 속의 태아기에 형성되는 굽힘 상태이다. 2차 만곡은 태어난 이후에 움직임과 함께 형성되는 폄을 의미한다. 목 뒤로 폄(전만), 허리(요추) 뒤로 폄(전만), 무릎 폄, 발바닥 아치 형성이 성장하면서 자연스럽게 완성된다. 이러한 몸의 구조는 일

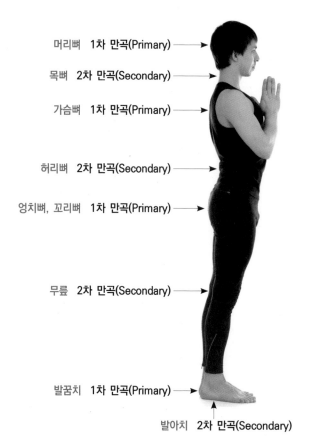

머리뼈　1차 만곡(Primary) →

목뼈　2차 만곡(Secondary) →

가슴뼈　1차 만곡(Primary) →

허리뼈　2차 만곡(Secondary) →

엉치뼈, 꼬리뼈　1차 만곡(Primary) →

무릎　2차 만곡(Secondary) →

발꿈치　1차 만곡(Primary) →

발아치　2차 만곡(Secondary)

| 선척적 1차 만곡과 후천적 2차 만곡 구조 |

상생활에서 올바르지 못한 습관과 자세로 다시 굽힘으로 변화되어 불균형을 만든다. 밸런스 디자인은 2차 만곡 구조인 '몸의 폄'을 올바르게 유지·관리하는 것을 의미한다.

★ 운동적 관점 - 새로운 운동을 시작하기 이전 밸런스 평가 시행

시니어는 세월의 흐름과 함께 퇴행과 노화가 점점 가속화되는 시점이기 때문에 불균형 상태의 몸을 먼저 밸런스 디자인(재활)하고, 다음으로 근력 운동과 스포츠를 하는 순서가 이상적인 패턴이다.

운동 손상 환자가 지속적으로 늘어나고 있는 가장 큰 원인 중의 하나가 인체의 불균형 상태에서 근력 운동이나 스포츠를 하는 경우이다.

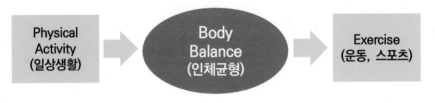

| 밸런스 디자인(재활) 시점 |

밸런스 디자인(재활)만으로도 근력의 20% 증가는 짧은 시간 안에 이루어지는 것을 직접 체험하게 된다.

한번 손상된 인대, 힘줄, 근육, 근막 등은 재활이 끝나도 최대 80% 이상 회복되기 어렵다. 바디 밸런스가 안정화가 되었을 때 원하는 근력 운동과 스포츠를 즐기면 된다.

Balance Design

03 밸런스 디자인(재활)의 특징

밸런스 디자인은 전신 불균형과 통증 부위를 동시에 치료하는 원인 치료법이다.

1. Dr. 토마스 마이어의 '7개의 세로 근육근막선'을 3개의 가로 밸런스(어깨·골반· 발)를 기준으로 올바르게 유지하는 치료적 운동법이다.

2. 환자와 Rapport(상호신뢰 또는 유대감) 형성이 치료의 첫걸음이다. 치료사와 환자 간의 신뢰가 형성되지 않으면 효율적인 치료를 기대하기 어렵다.

3. 평가와 치료가 동시에 이루어진다. 평가와 치료의 변화가 미미하면, 변화를 인지할 때까지 반복하여 정확한 원인을 찾는 것이 치료사의 능력이다.

4. 평가 순서는 먼저 전신적 불균형을 평가하고, 그 다음 부분적 불균형을 평가한다. 국소부위 통증에 집착하여 전신 보상 시스템을 분석하지 못하면 통증이 반복되는 만성질환으로 진행된다.

★ 평가 방법

① 평가 자세

환자와 치료사가 바로 서서, 앉아서, 누워서 하는 자세 중 순차적 또는 가장 최적의 방법을 선택하여 적용한다.

② 평가와 자극

손으로 관절 움직임과 근력을 가벼운 도수 저항으로 평가하고, 눈으로는 피부 온도, 색깔, 혈관 흐름을 평가하는 것을 기본 평가라고 한다. 기본 평가 후 연관 관절과 근육, 신경, 혈관 등을 자극하고 도수 저항 운동과 치료적 운동을 반복하여 힘의 변화, 관절 움직임, 통증 변화를 환자와 소통하면서 밸런스 디자인(재활)을 완성한다.

③ 자극 포인트

근육근막 경선을 따라 관절을 연결하는 인대, 근육근막, 힘줄이 부착된 곳이 주요 자극 포인트이다. 자극과 도수 저항 평가가 하나의 시스템이다.

④ 치료적 운동

치료적 운동을 평가와 치료 중간에 진행하면 더 효율적인 치료가 된다. 집에서도 혼자 치료적 운동이 가능하도록 교육하고 반드시 점검해야 한다.

Balance Design

04 밸런스 디자인(재활)의 효율적 학습 방법

근육과 뼈의 명칭은 위치와 모양에 따라, 관절 명칭은 두 뼈의 이름을 연결하여 대부분 명명되어 있다. 세부적인 명칭보다는 전체적인 근육근막의 흐름을 연결하여 이해하면 어렵지 않게 인체 시스템을 학습하게 될 것이다.

몸의 움직임과 자세 등을 글로 표현하면 복잡하고 어렵지만, 그림(해부도)와 사진을 보고 기억하는 '이미지 트레이닝'을 활용하면 오랫동안 기억된다.

이 책의 뼈, 관절, 근육의 명칭 등이 어렵다고 고민하지 말고 7개의 세로 근육근막선의 흐름을 반복하여 '이미지 트레이닝'하고, 근육과 뼈의 명칭은 암기하려고 하지 말고 눈으로 몸의 위치를 이미지로 기억하면 자연스럽게 시간이 지나면 필요한 명칭과 위치가 기억 될 것이다.

그렇게 학습하면 제2 인생을 시작하는데 가장 중요한 요소인 '건강 자산'을 안전하게 관리하는 전문가가 될 것이다.

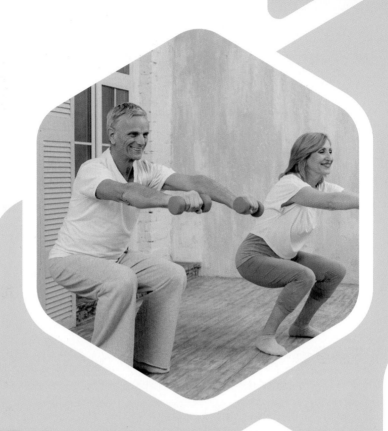

5 밸런스
디자인(재활)
치료법

전신적 시스템(신경·혈관·근막)의 불균형이 발생하여 지속적인 상호 조정·보상을 거치면서 통증이 발생하는데, 불균형이 한계(역치)를 넘어서면 가장 취약한 국소 부위의 통증이 시작된다. 국소 부위의 통증에 집착하면 통증의 근본 치유는 되지 않고 대증요법이 되는 것이다. 대증요법이 아니라 근본적인 치유를 위해서는, 먼저 전신적 불균형을 평가하고, 국소 부위의 통증을 평가하는 순차적 밸런스 평가가 '밸런스 디자인'의 원칙이다.

중력의 방향과 일치하는 7개의 세로 근육근막 라인 밸런스를 유지하기 위하여 3개의 가로 밸런스를 바로잡고 2개의 마음 및 호흡 밸런스를 통합되어 '5 밸런스 디자인(재활)'이 완성된다.

1. 마음 밸런스(Mind Balance)
2. (척추 &) 어깨 밸런스(Scapular Balance)
3. (척추 &) 골반 밸런스(Pelvic Balance)
4. (골반 &) 발 밸런스(Foot Balance)
5. 호흡 밸런스(Breathing Balance)

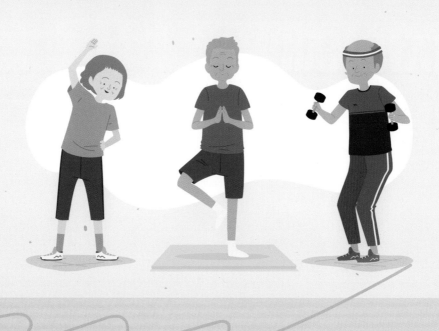

마음 밸런스(Mind Balance)

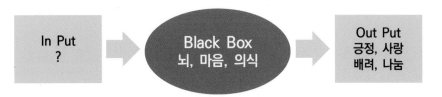

| 마인드 밸런스(뇌, 선순환 구조) |

╬ 주요 밸런스 디자인 포인트

□ 마음이 육체를 지배한다.

□ 뇌는 상상과 현실을 구분하지 못한다.

□ 피그말리온 효과, 로젠탈 효과, 플라세보 효과, 자기만족 예언 효과 등이 치료법
  이다.

밸런스 디자인(재활)의 첫 출발점은 마인드 밸런스로 시작된다.

1. 마음이 육체를 지배한다.

긍정적인 선한 마음(칭찬·사랑·감사·배려·나눔)이 입력(in put)되어야 블랙박스(뇌·
마음·의식·무의식)를 통해 긍정적인 선한 마음으로 출력(out put)된다. 긍정의 씨앗을
뿌리지 않으면 긍정의 열매를 맺지 못한다. 반복되는 통증으로 긍정적인 마음이 무너지
고 부정적인 마음으로 전환되면 어떤 치료를 해도 통증이나 질병에서 벗어날 수 없다.

통증과 질병을 이겨내는 치유의 말은 '이 치료를 하면 통증이 좋아질 것이다', '그래
서 더 좋아질 것이다'라는 간절한 마음으로 매일 기도하면서 긍정의 말을 반복하는 것
이 통증과 질병으로부터 자유로워지는 지름길이다.

2. 뇌(마음)는 상상과 현실을 구분하지 못한다.

지속적으로 긍정의 마인드를 반복하면 뇌는 상상과 현실을 구분하지 못해 치유의 완성으로 인도하게 된다. 심리적인 실험으로 피그말리온, 로젠탈, 플라세보 효과 등이 검증되어 직접 치료법으로 적용하고 있다. 편안하게 앉아 눈을 감고 심호흡을 하면서 '아주 신맛이 강한 오렌지를 한입 가득 씹어 먹는다'라고 상상해보라.

현실이 아니라 긍정적인 상상만으로도 뇌에서 자극으로 반응하여 입에 침이 고이는 것을 느낄 수 있다. 즉 긍정적인 기대가 현실을 만든 것이다. 만성질환의 치료에 밸런스 디자인(재활)과 함께 긍정의 마음으로 통증의 치유를 간절히 원하면 현실에서 통증으로부터 자유로워질 것이다.

3. 나를 치료하는 의사, 간호사, 치료사를 믿고 신뢰하라.

병은 주변에 널리 알려라. 그래야 나와 소통이 잘 되는 의사, 치료사를 소개받을 수 있고, 다른 사람들의 질병에 대한 경험과 정보를 공유할 수 있다.

선택과 집중을 위해 내가 내 병을 알아야 한다. 건강 및 질병에 대하여 기본적인 몸 공부를 하라. 전문가의 도움을 받을 때 아는 만큼 소통할 수 있고 질문할 수 있다.

의사, 치료사를 신뢰하여 일정 기간 최선을 다해도 변화가 없다면 그때는 과감히 병원을 바꾸는 선택을 해라. 병원으로부터 약, 주사에 대한 처방전 정보를 잘 챙기고, 다른 병원 의사에게 반드시 이전의 치료 정보를 전달하고 소통하라.

긍정의 마음으로, 감사의 마음으로, 의사와 치료사를 신뢰하고 함께 가는 것이 마인드 밸런스의 시작과 끝이다.

'이 선생님의 치료로 통증이 좋아질 것이다', '그래서 더욱 좋아질 것이다'라는 간절한 마음이 통증과 질병으로부터 자유로워질 것이다.

(척추 &) 어깨 밸런스(Scapular Balance)

어깨 밸런스는 가로축 어깨뼈, 세로축 척추(목뼈·등뼈)로 구성되며, 이를 몸의 첫 번째 십자형 밸런스로 정의한다. (그림 1)

어깨뼈의 가로 밸런스를 골반(엉치뼈)에서 잡아주고, 골반의 가로 밸런스를 머리뒤통수에서 잡아주고 있다. (그림 2)

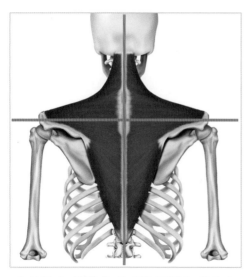

| 그림 1. 첫번째 십자형 밸런스 구조 |

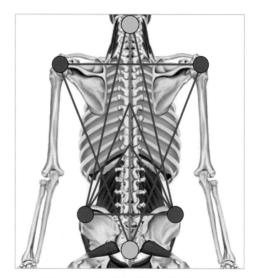

| 그림 2. 어깨뼈와 골반 밸런스 구조 |

‡ 어깨 밸런스 구조

인체의 세로 척추는 목뼈, 등뼈, 허리뼈로 구성되어 있다.

가로는 어깨 복합체 밸런스(어깨뼈, 빗장뼈, 복장뼈, 갈비뼈, 위팔뼈 마름모 구조 밸런스)이다. 기본적으로 목과 어깨질환은 (1) 목 C 커브, (2) 어깨 복합체, (3) 팔의 융합적인 밸런스 관리가 핵심이다.

ǂ 주요 밸런스 디자인 포인트

☐ 목 밸런스   ☐ 어깨 밸런스

☐ 팔 밸런스   ☐ 가슴강 밸런스

★ 어깨 밸런스 평가

ǂ 연관된 관절

» 목 관절 : 고리뒤통수 관절(머리뒤통수, 목뼈1번), 고리중쇠 관절(목뼈1, 2번), 척추 관절

» 어깨 관절 : 복장빗장 관절, 봉우리빗장 관절, 오목위팔 관절, 어깨가슴 관절

» 등 관절 : 등뼈 1번~등뼈 12번 척추 관절

» 팔 관절 : 위팔자 관절, 위팔노 관절, 몸쪽·먼쪽 노자 관절, 손목(가락) 관절

ǂ 내장기

» 가슴강 장기 : 폐, 심장

» 가슴강, 복강 연결 장기 : 간, 가로막

ǂ 밸런스 평가

목 밸런스 평가

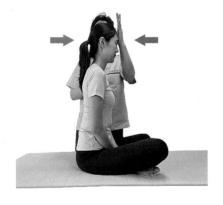

목 굽힘 : 목빗근

① 평가자는 대상자의 이마를 받친다.

② 대상자는 앞으로 목을 굽힘한다.

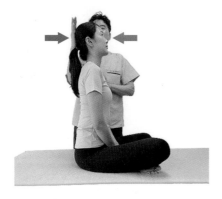

목 폄 : 머리널판근, 목널판근, 뒤통수밑근

① 평가자는 대상자의 머리 뒷면을 받친다.

② 대상자는 목을 폄한다.

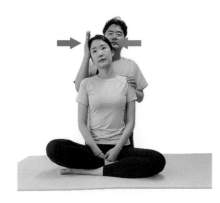

목 가쪽 굽힘 : 목빗근, 목갈비근

① 평가자는 대상자의 머리 옆면을 받친다.

② 대상자는 목을 바깥쪽으로 굽힘한다.

어깨 밸런스 평가

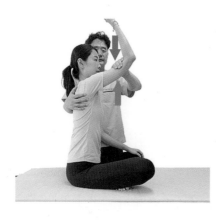

굽힘 : 어깨세모근, 큰가슴근, 부리위팔근, 위팔
두갈래근

① 대상자는 팔을 위로 올리고 평가자는 아래
로 저항한다.

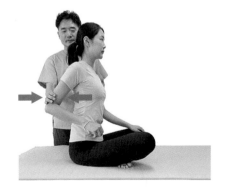

폄 : 넓은등근, 큰원근, 어깨세모근, 가시아래근,
　　작은원근, 위팔세갈래근
① 대상자는 팔을 뒷쪽으로 밀고 평가자는 대
　상자의 앞쪽으로 저항한다.

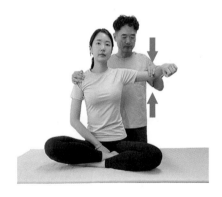

벌림 : 가시위근, 어깨세모근
① 벌림 : 대상자는 어깨를 벌림 상태에서 평
　가자가 아래로 누르면 반대로 저항한다.

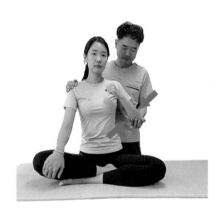

모음 : 큰가슴근, 부리위팔근
① 대상자는 어깨를 벌림 상태에서 몸통쪽으로
　모음하고 평가자는 반대로 저항한다.

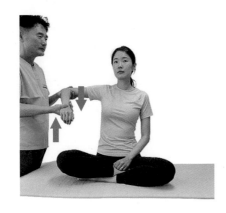

안쪽 돌림 : 어깨세모근, 큰가슴근, 어깨밑근, 큰원근, 넓은등근

① 대상자는 어깨 90도 벌림, 팔꿈치를 90도 굽힘한다.

② 팔을 아래쪽으로 돌림하고 평가자는 반대로 저항한다.

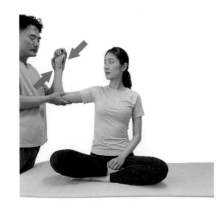

가쪽 돌림 : 가시아래근, 작은원근, 어깨세모근

① 대상자는 어깨 90도 벌림, 팔꿈치를 90도 굽힘한다.

② 대상자는 팔을 뒤로 돌리고 평가자는 반대로 저항한다.

팔꿈치 밸런스 평가

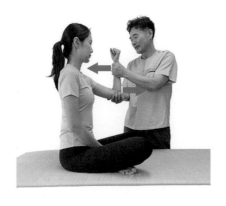

굽힘 : 위팔두갈래근, 위팔근, 위팔노근, 원엎침근

① 대상자는 팔꿈치를 굽힘하고, 평가자는 반대로 저항한다.

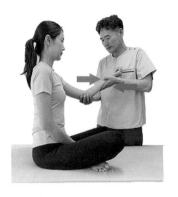

폄 : 위팔세갈래근, 팔꿈치근

① 대상자는 팔꿈치를 폄하고, 평가자는 반대로 저항한다.

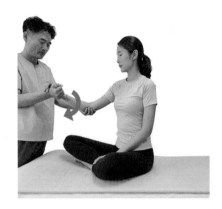

아래팔 엎침 : 원엎침근, 네모엎침근

① 대상자는 손목을 폄 상태에서 안쪽으로 엎침한다.

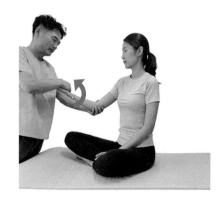

아래팔 뒤침 : 위팔두갈래근, 뒤침근

① 대상자는 손목을 폄 상태에서 팔을 바깥쪽으로 뒤침한다.

★ 어깨 밸런스 디자인(재활) 치료법

목 폄과 가슴. 어깨뼈 폄 자세 유지와 가슴우리 마름모 구조 밸런스 재활이 치료적 운동의 주요 목적이다.

그래서, 가로 어깨뼈와 세로 목뼈, 등뼈의 십자형 밸런스와 연결된 주변 관절의 모든 밸런스를 재활하는 것이다.

복장빗장 관절, 봉우리빗장 관절, 오목위팔 관절, 어깨가슴 관절, 팔꿈치 관절, 팔목 관절을 하나의 관절로 인식하고 밸런스 평가 및 치료를 하는 것이다.

‡ 밸런스 질환

» 머리 질환 : 두통, 편두통, 머리 얼굴 모든 증상, 모든 질환

» 목관절 질환 : 디스크, 일자목, 거북목, 목 삠, 채찍질 손상 등

» 어깨관절 질환 : 오십견, 회전근개파열, 어깨충돌증후군, 석회성건염, 오목테두리손상, 힘줄염, 윤활염, 습관성어깨빠짐 등

» 내장기 질환 : 폐질환, 심장질환(부정맥)

‡ 어깨 통증 질환의 치료 원칙

첫째, 통증(염증)이 심하면 약물과 주사로 먼저 통증을 조절한다.

둘째, K-맥킨지 목, 어깨 폄 운동으로 목과 어깨뼈의 불균형을 바르게 한다.

셋째, 아래 통증 치료의 순서에 따라 평가 및 치료를 한다.

» 어깨 통증 : 손가락·손목 → 팔꿈치 → 복장뼈·등뼈 → 어깨

» 팔꿈치 통증 : 위에서, 복장뼈·등뼈 → 어깨 → 팔꿈치.

　　　　　　　　아래에서, 손가락·손목 → 팔꿈치

» 손목·손가락 통증 : 복장뼈·등뼈 → 어깨 → 팔꿈치 → 손목·손가락

관절, 근육, 신경, 혈관 밸런스는 '근육근막 라인 이미지 트레이닝'을 통해 뼈와 근육의 연결점을 따라가면서 자극과 평가를 반복한다.

큰 근육의 불균형을 시작으로 작은 근육 불균형이 생기는 것이 일반적이다.

1층(표층) 큰 근육에서 시작하여 2·3층(심층) 작은 근육으로 진행된다.

위팔뼈 머리, 넙다리뼈 머리가 모두 정상 위치에 있어야 몸 밸런스 상태가 가장 이상적이다.

‡ 어깨 복합체 관절 밸런스 디자인(재활) - 위팔머리뼈 변형

어깨 복합체 관절(복장빗장, 봉우리빗장, 어깨위팔, 어깨가슴 관절)밸런스는 머리, 목뼈, 등뼈 수직 밸런스와 오른쪽·왼쪽 어깨뼈의 수평 밸런스가 바르게 유지될 때 완성된다. 가슴우리 입구 마름모 구조는 4개의 꼭지점(양쪽 어깨봉우리, 복장뼈, 목뼈7번)을 연결하는 십자형 구조로 어깨 복합체 관절의 기본 틀이다.

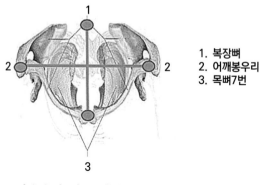

1. 복장뼈
2. 어깨봉우리
3. 목뼈7번

| 가슴우리 입구 마름모 구조 |

마름모 밸런스는 오십견, 회전근개 파열, 어깨충돌증후군, 석회성건염, 오목테두리 손상, 습관성 어깨 빠짐 등 어깨질환의 모든 증상 모든 질환의 구조적인 치료법이다.

어깨질환은 어깨 복합체 관절의 불균형에 따라 병명만 다르지, 치료법은 동일하다. 어깨질환 및 허리, 무릎, 발 등의 치료약 처방이 소염진통제, 근육이완제, 위장약을 기본으로 한다는 것과 동일한 의미이다.

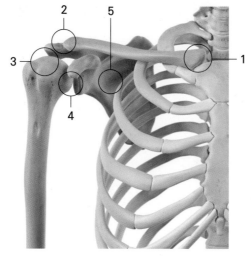

1. 복장빗장 관절
2. 봉우리빗장 관절
3. 어깨봉우리 아래 공간
4. 오목위팔 관절
5. 어깨가슴 관절

| 어깨복합체 관절 |

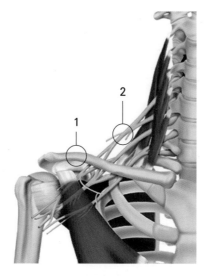

1. 복장뼈
2. 신경

| 빗장뼈와 갈비뼈 사이 구조 |

어깨 복합체 관절 밸런스는 목뼈에서 내려오는 5개의 운동신경(근육피부신경·겨드랑신경·노신경·자신경·정중신경) 지배 영역을 바르게 정렬하는 것이다. 손으로 저항하는 힘을 평가하면서 치료하는 목적은 신경이 정상적으로 작동하고 바르게 정렬되고 있는지를 확인하는 것이다.

어깨질환은 어깨 복합체 관절의 문제로 인식해야 치료 시간과 비용을 줄일 수 있다. 수술(시술)과 약물, 주사 치료를 통해 통증이 없어졌다고 어깨 복합체 관절의 밸런스가 바르게 된 것이 아니므로 통증 치료 후 반드시 밸런스 디자인(재활)을 병행해야 치료가 완성되어 재발 가능성이 줄어든다.

✚ 엘보우(팔꿈치) 밸런스 디자인(재활) - 팔 밸런스 선 이미지(참조)

골프, 테니스 엘보우 통증 환자가 주사 치료, 체외 충격파로 치료를 하면 좋아졌다가 밸런스 디자인(재활)을 하지 않으면 재발하여 고생하는 경우가 많다. 반복적인 재발과 과도한 사용으로 힘줄이 끊어지면 접합 수술 외에는 대안이 없다.

간혹 힘줄, 인대 재생 주사를 여러 병원에서 반복적으로 주사치료하면, 재활 치료 중에 끊어질 수도 있다. 주사 치료는 여러 병원으로 옮기지 말고 한 병원에서 계속 치료하는 것이 가장 안전하다. 만약에 다른 병원으로 옮길 때는 기존 처방기록을 요청하여 새로운 병원에 제출해야 효과적인 치료가 될 수 있다.

엘보우 통증은 근육근막 팔 라인의 불균형으로 위팔의 가·안쪽 위 관절융기에 부착되는 힘줄을 과도하게 사용하여 염증이 생긴 것을 의미한다.

팔꿈치 관절 문제는 통증이 있는 부위에 처음에는 자극, 마사지 등 어떠한 것도 하지 말고 손목, 어깨, 척추(등뼈) 등 팔 라인에서 먼저 밸런스 디자인(재활)을 하고, 통증이 감소한 뒤에 통증부위를 가볍게 자극해야 한다. 이것이 치료의 원칙이다. 때에 따라서는 골반과 발 밸런스 디자인(재활) 함께 해야 한다.

✚ 손 밸런스 디자인 - 팔 밸런스 선 이미지(참조)

손, 팔, 어깨, 목, 가슴의 모든 증상과 모든 질환은 팔의 근육근막 라인을 밸런스 디자인(재활)한다.

아래의 통증 종류에 따라 근육근막, 신경의 흐름을 따라 평가와 자극, 치료적 운동으로 재활한다. 반대쪽 팔의 근육근막 라인도 함께 밸런스 디자인(재활)해야 한다.

① 엄지손가락 통증과 저림(노신경) – 엄지두덩근 근육 감소

목뼈 → 갈비뼈3. 4. 5번 → 빗장아래근, 작은가슴근 → 부리위팔근 → 위팔두갈래근
→ 뒤침근(노신경 통과) → 엄지굽힘근 → 엄지두덩근 → 엄지손가락

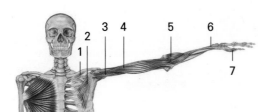

1. 빗장아래근
2. 작은가슴근
3. 부리위팔근
4. 위팔두갈래
5. 뒤침근(노신경 통과)
6. 엄지두덩근
7. 엄지손가락

| 노신경 흐름과 근육 구조 |

② 새끼손가락 통증과 저림(자신경) – 새끼두덩근 근육 감소

아래 목뼈, 위쪽 등뼈 → 마름근, 어깨올림근 → 회전근개(가시아래근, 작은원근)
→ 위팔세갈래근 → 자쪽손목굽힘근(자신경 통과) → 새끼두덩근 → 새끼손가락

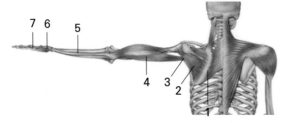

1. 마름근
2. 가시아래근
3. 작은원근
4. 위팔세갈래근
5. 자쪽손목굽힘근(자신경 통과)
6. 새끼두덩근
7. 새끼손가락

| 자신경 흐름과 근육 구조 |

③ 손목터널증후군(정중신경)

목뼈, 등뼈 → 겨드랑이 → 큰가슴근, 넓은등근 → 내측근간중격 → 원엎침근(정중
신경 통과) → 손목굽힘근 → 손목터널

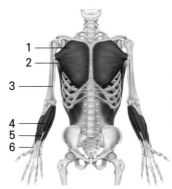

1. 큰가슴근
2. 넓은등근
3. 내측근간중격
4. 원엎침근(정중신경 통과)
5. 손목굽힘근
6. 손목

| 정중신경 흐름과 근육 구조 |

‡ 어깨와 골반의 교차 밸런스 디자인 - 돌림 밸런스 선 이미지(참조)

머리널판근 → 목뼈 7번(교차) → 마름근 → 앞톱니근 → 배바깥빗근 → 배꼽(교차) → 배속빗근

뒤 목뼈 7번, 앞의 복부 배꼽을 교차하여 전·후, 좌·우 밸런스를 잡아주고 척추세움근(목뼈 7번 - 엉치뼈)이 중심축이 되어 대각선 보행이 가능하게 하는 근육근막선이다.

왼쪽 어깨와 오른쪽 골반, 오른쪽 어깨와 왼쪽 골반의 보상 시스템은 어깨 밸런스 디자인의 일반 치료 패턴이다. 이처럼 반대쪽 구조변형으로 인한 병적 증상도 있겠지만 반대로, 동측의 오른쪽 어깨와 오른쪽 골반 구조변형도 많다.

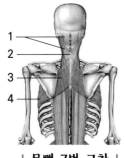

1. 머리.목널판근
2. 목뼈 7번
3. 마름근
4. 앞톱니근

| 목뼈 7번 교차 |

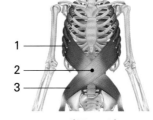

1. 배바깥빗근
2. 배꼽
3. 배속빗근

| 배꼽 교차 |

‡ 폐 밸런스 디자인

가슴우리(흉곽) 구조의 불균형으로 폐의 기능 저하가 지속되면 이상 증상이 나타난다. 호흡 이상 증상으로 두통, 목, 폐 기관지 등의 염증과 질병이 발병되면 약물, 주사 치료와 함께 아래 순서로 폐 구조를 재활한다.

특히, 전신 마취 수술 이후에 폐, 기관지 치료 회복 운동으로 환자의 상태에 적합하게 조정하여 적용하면 탁월한 치료가 된다.

가슴(흉)강 확장으로 폐의 운동성 증가, 가로막의 운동성 증가, 폐활량 증가, 산소 공급 증가 등으로 전신의 '근육근막의 미끄러짐 운동성이 활성화'되어 회복에 좋은 운동이다.

먼저 ①번, ②번을 기본 운동으로 충분히 스트레칭한다.

① 가슴우리 입구 열기 – 갈비뼈 회전운동을 앉아서 한다.

② 팔의 근육근막 이완 – 어깨세모근, 위팔두갈래근 힘줄을 이완시킨다.

1. 양쪽, 폐 바깥쪽 저항 호흡 운동(오른쪽, 왼쪽 순차적으로)

환자가 최대 들숨 쉴 때, 치료사는 폐가 확장하지 못하게 폐 바깥쪽에서 손바닥으로 감싸고 압박 저항한다.

① 환자가 최대 들숨하고, 치료사가 최대 저항하여 5초 버티고, 70% 만 날숨한다.

② 바로, 다시 최대 들숨하고, 최대 저항하여 5초 버티고, 50% 만 날숨한다.

③ 바로, 다시 최대 들숨하고, 최대 저항하여 3초 버티고, 치료사와 환자가 동시에 저항 제거, 최대 날숨한다(폐가 핑 도는 느낌이 든다).

» 최대 들숨, 5초 저항, 날숨 70% + 다시 최대 들숨, 5초 저항, 날숨 50% + 다시 최대 들숨, 3초 저항, 저항 제거와 날숨을 동시에 한다.

» 오른쪽 3회, 왼쪽 3회 반복하여 시행한다.

2. 양쪽. 폐 위쪽 저항 호흡 운동(오른쪽, 왼쪽 동시에)

환자가 최대 들숨 쉴 때, 치료사는 폐가 확장하지 못하게 오른쪽, 왼쪽 동시에 빗장뼈 아래, 폐 위쪽에서 손바닥으로 감싸고 압박 저항한다.

　》 최대 들숨, 5초 저항, 날숨 70% + 다시 최대 들숨, 5초 저항, 날숨 50% + 다시 최대 들숨, 3초 저항, 저항 제거와 날숨을 동시에 한다.

‡ 손, 발가락 끝부분 동·정맥 문합지 밸런스 디자인

손끝, 발끝, 코끝은 비상시에 동맥이 모세혈관을 경유하지 않고 직접 정맥으로 연결될 수 있도록 구조되어 있다.

모세혈관의 수축으로 흐름이 멈췄을 때 비상 통로로 활용하는 혈관이면서, 체온 자동조절시스템이다. 손·발끝에 정상적으로 혈액 공급이 잘 되게 도수치료 시에는 반드시 자극하여 모세혈관을 활성화시킨다. 모든 근육근막선의 시작과 종점이 손·발끝이다.

손끝·발끝 자극과 관절 정렬의 치료적 운동법은 전체 밸런스 운동과 모관 운동과 직접 볼펜 등으로 손끝, 발끝을 자극하면 도움된다.

정상순환

대동맥 → 소동맥 → 세동맥 → 모세혈관 → 세정맥 → 소정맥 → 대정맥

비정상 순환

대동맥 → 소동맥 → 세동맥 → 글로뮈혈관(괄약근 역할) → 세정맥 → 소정맥 → 대정맥

‡ 핸드폰 사용과 목 디스크 압력

최근 유튜브, 게임 등으로 인한 핸드폰의 과도한 사용으로 목과 어깨 밸런스가 무너지면서 관련 질환이 급증하고 있다. 특히 학생, 사무직 근로자의 경우 목, 어깨를 굽힘(Round should) 상태에서 생활하는 시간이 점점 길어지고 있다.

일반적으로 휴대폰 사용시 목 굽힘이 30° 정도이면(그림 참조), 18kg 정도 부하가 걸린다. 정상보다 15kg의 부하가 더 걸리는 것이다. 평소에 마시는 500ml(mg) 생수 30개를 머리에 매달고 생활하는 상태와 같은 상황이다.

이러한 일상생활이 지속되면 목과 어깨의 밸런스는 무너지고, 굽힘 어깨, 일자목, 거북목, 디스크 질환이 발병되는 원인이 되는 것이다.

팔꿈치 회전운동, 팔 회전운동, 어깨 안정성 운동과 목 베개 운동과 어깨 밸런스 디자인이 가장 효과적인 치료법이 된다.

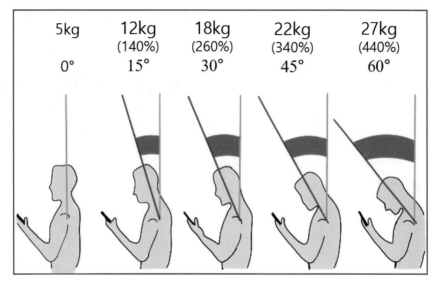

| 목의 각도와 목뼈가 받는 하중 |

‡ 목 C-curve를 망치는 운동

정상적인 몸 상태일 때는 모든 적정한 운동은 몸에 좋은 운동이 된다. 그러나 목·어깨·팔·가슴의 통증과 불편함이 있는 사람은 디스크에 압력을 가하는 목·어깨 굽힘 운동은 하지 말아야 할 금지 운동이다. 운동을 하는 것 보다, 먼저 나의 몸 상태에 올바른 운동인지가 더 중요하다. 시니어는 목·어깨 굽힘 운동을 금지하고 폄 운동을 일상생활 운동으로 습관화 하는 것이 안전한 운동처방이다.

X   O

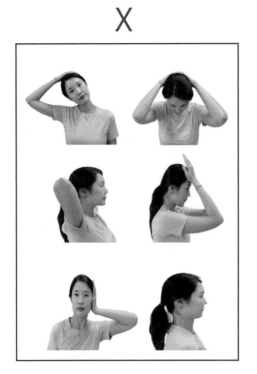
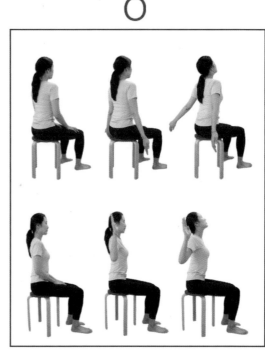

| 목에 좋은 운동과 금지 운동 |

★ 구조 및 치료적 분석

‡ 목의 구조 및 치료적 분석

머리뒤통수근

목을 폄하는 4개의 작은 심부 근육이다.

머리널판근, 목널판근

목을 폄하는 심부 근육이다.

긴머리근, 긴목근

목을 굽힘하는 심부 근육이다.

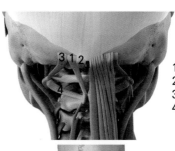

1. 큰머리곧은근
2. 작은머리곧은근
3. 위머리빗근
4. 아래머리빗근

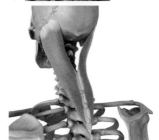

머리널판근

목갈비근

목을 굽힘하는 3개의 심
부 근육이며, 불균형이 되
면 아침에 일어나면 손가락
이 뻑뻑한 증상이 나타나
고, 손의 퇴행이 빨리 온다.

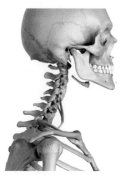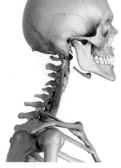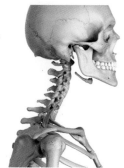

앞목갈비근　　　　**중간목갈비근**　　　　**뒤목갈비근**

목빗근

목을 굽힘하는 근육으로 수축하면 목주름이 많이 생긴다. 배 근
력의 균형을 잡아주며, 사진 찍을 때 고개를 숙이는 자세에 작용하
는 근육이다. 시니어들이 목을 돌릴 때 어지럽다면 목빗근을 이완
하고 돌리면 도움이 된다.

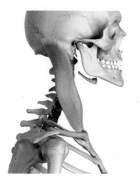

목빗근

★ 어깨의 구조 및 치료적 분석

‡ 등 근육 (부록 근육 이미지 참조)

1층 등세모근, 2층 넓은등근육, 3층 척추세움근으로 조직되어 있다.

어깨 운동성 꼭지점은 골반(엉치뼈)이고, 골반 운동성 꼭지점은 머리 뒤통수뼈이다.
이깨 밸런스와 골반 밸런스는 상호 보상관계로 항상 같이 재활을 해야 치료가 완성된다.

기본적인 관절 움직임 패턴

　》 어깨관절 굽힘은 바깥돌림 동반, 어깨관절 폄은 안쪽돌림 동반

　》 팔꿉관절 굽힘은 바깥돌림 동반, 팔꿉관절 폄은 안쪽돌림 동반

　》 엉덩관절 굽힘은 바깥돌림 동반, 엉덩관절 폄은 안쪽돌림 동반

　》 무릎관절 굽힘은 안쪽돌림 동반, 무릎관절 폄은 바깥돌림 동반

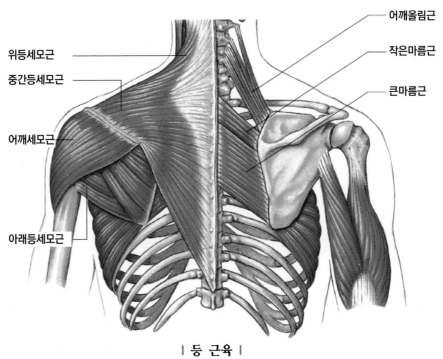

| 등 근육 |

등세모근

등세모근은 등 근육에서 신경과 혈관이 가장 많이 발달되어 있다. 여성들이 목덜미에 스카프, 니트를 걸치는 곳이며, 온도 변화에 민감하다. 감기가 들 때도 찬 기운이 들어오는 곳이 목뼈 7번 중심의 등세모근이다. 부신경(11번 뇌신경)이 등세모근과 목빗근을 지배한다.

넓은등근

등에서 2번째 층이며, 골반과 팔을 연결하는 근육이다. 큰가슴근과 위팔의 내측근간 중격에서 근막으로 연결된다. 팔의 안쪽돌림 근육이다.

어깨세모근

이 근육은 반드시 내장기의 폐와 연관하여 생각한다. 가슴우리(흉곽)의 열림·닫힘에 작용하며, 어깨 벌림의 중심을 잡는 밸런스 근육이다.

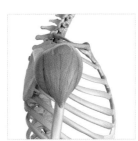

어깨세모근

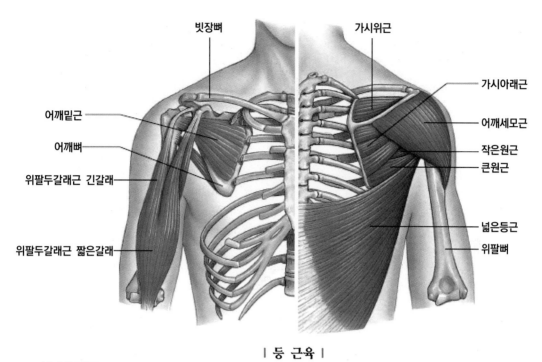

빗장뼈

가시위근

가시아래근

어깨밑근

어깨세모근

어깨뼈

작은원근

큰원근

위팔두갈래근 긴갈래

위팔두갈래근 짧은갈래

넓은등근

위팔뼈

| 등 근육 |

어깨올림근

마름근과 앞톱니근을 함께 밸런스 디자인(재활)해야 한다. 어깨올림근만 치료하고 앞톱니근을 치료하지 않으면 가로막의 불균형(엇박자)으로 담이 걸릴 수 있다. 자고 일어나면 '목이 뻣뻣하다'라고 느낄 때가 있는데, 이는 베개를 잘못 벤 것보다는 전날 밤 폐 운동성 제한으로 좌·우 어깨 밸런스가 맞지 않아 어깨올림근의 불균형이 원인 일 가능성이 크다.

마름근

어깨뼈의 가쪽돌림과 들임 근육이다. 어깨올림근, 앞톱니근, 배빗근과 연결되어 움직이므로 치료도 같이해야 바람직한 치료가 된다.

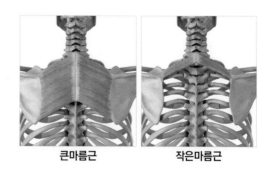

큰마름근   작은마름근

앞톱니근

3단 콤보로 연결된다.

1단 앞톱니근 – 갈비뼈 1, 2(목갈비근)

2단 앞톱니근 – 갈비뼈 3, 4, 5(작은가슴근)

3단 앞톱니근 – 갈비뼈 6, 7, 8(큰가슴근)

임상에서 어깨 밸런스 치료에 3단 콤보 연결 포인트가 유용하게 사용된다.

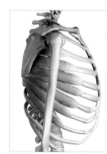
앞톱니근

회전근개(어깨돌림근 덮개)

어깨 주위에 위치한 근육으로 어깨 운동을 담당하는 4개의 근육 '가시위근, 가시아래근, 큰원근, 어깨밑근'을 말한다.

가시위근

위팔뼈 머리의 중심점, 꼭짓점을 잡고 있다. 회전근개 중 가장 손상이 많고 스트레스를 많이 받는 근육이다. 어깨 벌림 초기에 작용하는 근육이며 어깨충돌증후근 발생근육이다.

석회 침착

무혈성 괴사와 어깨 불균형이 원인이다.

활액낭염(윤활주머니염)

초기 벌림에는 윤활주머니 염증으로 아프고, 중간 벌림 후에는 안 아프다(윤활주머니가 어깨봉우리와 어깨뼈 사이로 들어갔기 때문이다). 어깨 불균형이 원인이다.

힘줄염

힘줄 염증이다. 벌림 초기에는 조금 아프지만, 중간부터는 통증이 심하여 더는 움직일 수 없다. 어깨 불균형이 원인이다.

어깨충돌증후군

팔을 들어 올릴 때 가시위근 힘줄이 어깨봉우리에 사이에 끼어 염증과 통증이 발생한다. 어깨 불균형이 원인이다.

오십견

관절 주머니의 여유부분이 유착되어 염증과 순환장애로 어깨 통증과 운동성이 제한되는 질병이다. 위팔두갈래근(오목위결절)과 위팔세갈래근(오목아래결절)을 연결하는 관절 주머니의 아래에 여분이 있다. 유착된 조직은 분리되어야 해결된다. 누웠을 때 통증이 특히 심한 것은 압박으로 혈액 순환이 잘 안 되기 때문이다. 근막이 안 움직이면 혈액이 잘 가지 않는다.

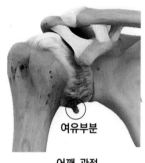

여유부분

어깨 관절

41

치료 방법은 관절주머니에 주사하여 부피가 커지면 유착을 분리하고 염증을 치료한다. 반드시 밸런스 디자인(재활)을 함께해야 회복이 빠르다. 어깨 불균형이 원인이다.

가시아래근

팔의 가쪽돌림 근육이다.

큰원근

넓은등근과 같이 팔의 안쪽돌림 근육이다.

작은원근

가시아래근 바로 아래에 있다. 팔의 가쪽돌림 근육이다.

어깨밑근

심장에 관여하는 근육이며 겨드랑이 면에서 촉진된다. 오십견 환자 어깨 통증, 손목 통증(손목이 시큰거림), 손목에 보통 사탕하나 크기의 결절이 생겼을 때 어깨밑근을 치료한다. 손목에 금속시계를 차지 못할 정도로 예민해진 경우에도 어깨밑근을 치료하면 도움이 된다.

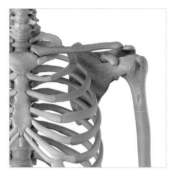
어깨밑근

큰가슴근

큰가슴근과 넓은등근의 근막이 위팔두갈래근 힘줄을 싸고 연결되어 있다. 두 근육 모두 안쪽돌림 근육이다. 위팔머리의 방향에 따라 빗장뼈, 복장뼈, 복부 파트의 운동성이 결정된다. 가슴우리(흉곽) 입구의 안정적인 움직임에 큰 영향을 주는 근육이다.

유방암은 큰가슴근육을 풀어야 하며, 보행 시 팔의 움직임에 대단히 중요한 기능을 한다.

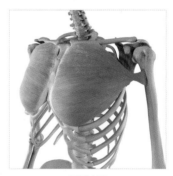
큰가슴근

청소년들이 주머니에 손 넣고 걷는 습관은 팔의 운동성을 제한된다. 가방을 들고 다니는 것보다 백팩(back pack)을 이용하여 팔의 운동성을 확보하고, 생활 습관을 교정하는 것이 중요하다. 이와 연관된 중심 근육이 큰가슴 근육이다.

작은가슴근

부리돌기에 부착하는 근육(작은가슴근, 위팔두갈래근, 부리위팔근, 빗장아래근)이다.

빗장아래근과 근막으로 연결되어 하나의 근육으로 작용하며, 등산하면 손이 붓는 경우는 작은가슴근의 운동성 제한이 원인이다. 목갈비근 운동성 제한은 누워서 2시간 이상 있거나, 자고 일어나면 손이 붓는다.

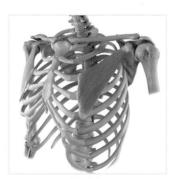
작은가슴근

엄지손가락 저림, 통증 치료의 첫 번째 포인트이다.

누워서 잘 때 팔을 올리고 자는 이유

팔을 올리고 자는 것은 호흡하는데 불편하여 가슴우리 공간 확보를 위함이고, 팔이 저려서 내리는 것은 작은가슴근 아래로 겨드랑 동(정)맥, 신경이 눌리기 때문이다.

작은가슴근과 심장질환

잘 토하는 사람은 심장 검사를 해야 한다. 심장 기능에 이상이 있으면 구조적으로 작은가슴근의 밸런스를 체크한다. 심장 수술 예정 환자는 반드시 수술 전 큰가슴근과 작은가슴근을 충분히 마사지한 후 수술하면 경과가 더 좋아진다.

심장, 췌장에 문제가 있다면 작은가슴근 치료를 해주면 회복에 도움이 많이 된다.

액와(겨드랑이)

등 뒤 근육과 앞 근육이 만나서 둘러싸인 3층 구조이다. 1층 표층, 2층 큰가슴근과 넓은등근, 3층 작은가슴근과 큰원근의 근막으로 연결되어 있다.

복장근

목빗근과 배곧은근을 연결하는 근육이다. 개인에 따라 양쪽 모두 있거나, 없거나, 한쪽만 있는 경우도 있다.

가로가슴근

몸통을 중앙에 고정하는 근육이다, 칼돌기에 부착된다. 칼돌기에 부착되는 근육은 가로막, 복장근, 가로가슴근이다.

갈비뼈 사이 공간

바깥갈비사이근은 배바깥빗근 방향과 같은 근육이다. 속갈비사이근은 배속빗근 방향 과 같은 근육이다. 바깥·속 갈비사이근이 서로 반대 방향으로 움직임과 동시에 갈비사

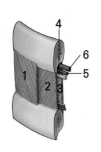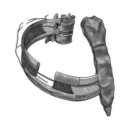

1. 바깥갈비사이근
2. 속갈비사이근
3. 가장 속갈비사이근
4. 갈비사이신경
5. 갈비사이 동맥
6. 갈비사이 정맥

| 갈비뼈 사이 구조 |

이가 벌어지면서 폐의 운동성이 확보된다.

심부 속갈비사이근과 바깥·속 갈비사이근 공간에 갈비사이신경과 동(정)맥이 있다. 정맥은 판막이 없고, 순환이 안 되어 정체 현상이 생긴다.

대상포진

신경에 바이러스가 침투하면서 대상포진이 발병한다.

옆구리·등으로 띠를 이루는 작은 수포가 생기면서 통증이 심하다. 요즘은 얼굴, 다리에도 대상포진이 생긴다. 바이러스가 신경에 침투하여 생긴 질병으로 회복 후에도 신경 통증으로 고생한다. 가슴우리 대상포진은 갈비사이근의 운동성 제한이 신경을 압박하여 면역이 저하 된 것이 구조적 원인이다. 갈비뼈 회전 운동이 예방과 치유에 도움이 된다.

담

갈비뼈가 운동성을 제한 받아 정맥이 정체되고, 림프도 흡수를 못 하여 몸통의 근육에 심한 통증이 생기는데 이를 통칭 담이라고 말한다.

담은 갈비뼈 12개와 연관 근육이 호흡과 동시에 정상적인 움직임이 유지 될 때 정맥 순환이 원활하게 되어 해결된다.

담에는 정맥 정체성 담과 근막이 찢어져 생기는 담 2가지가 있다. 정맥 정체성 담은 통증이 돌아다니고, 근막 손상 담은 고정된 통증으로 호흡시 극심한 통증을 일으키며 '숨이 콱 막힌다'라는 표현을 한다.

지속적으로 담이 발병하면 목 디스크의 연관통을 의심하고 어깨 밸런스 디자인(재활)을 해야 한다.

★ 팔 구조 및 치료적 분석

뼈사이막

혈액 공급, 가로막 역할을 한다.

손목이 안쪽으로 회전되면 노뼈와 자뼈 교차하여 혈액 순환이 안 되고 팔이 붓는다.

팔꿈치 관절

팔꿈치가 엎침되면 어깨뼈가 뒤로 못 넘어가고 운동성이 제한된다. 그래서 폐의 운동성 제한과 호흡 기능이 저하된다. 폐가 안 좋은 사람은 일상생활에서 팔꿈치 관절의 엎침(안쪽돌림)을 중립 상태로 유지하는 것이 치료에 도움이 된다.

어깨 올림 상태는 팔꿈치 관절을 뒤침으로 만들고, 어깨 내림 상태는 팔꿈치 관절을 엎침으로 만든다.

부리돌기에 부착되는 근육

작은가슴근 : 부리돌기 - 갈비뼈 3.4.5번

위팔두갈래근 짧은갈래 : 부리돌기 - 노뼈

위팔두갈래근은 어깨 굽힘 근육, 위팔세갈래근은 어깨 폄 근육이다.

위팔근

팔꿈치 관절 굽힘 근육으로 위팔두갈래근 아래에 있다. 위팔근 아래로 노신경이 지나간다. 노신경 증상은 칼로 베는 듯한 엄지 통증과 질 음부의 소양증(가려움증)이 있다.

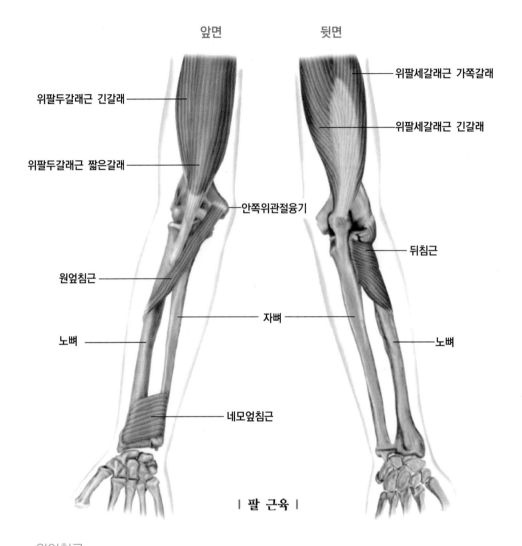

앞면   뒷면

위팔두갈래근 긴갈래

위팔세갈래근 가쪽갈래

위팔두갈래근 짧은갈래

위팔세갈래근 긴갈래

안쪽위관절융기

뒤침근

원엎침근

자뼈

노뼈

노뼈

네모엎침근

| 팔 근육 |

원엎침근

원엎침근 사이로 정중신경이 통과한다.

뒤침근

테니스 엘보우 대표 근육이며, 힘줄을 일반적으로 곡지라 표현한다. 심층 뒤침근과 표층 뒤침근 사이로 노신경이 나온다. 어깨 문제, 골반의 열림과 닫힘, 대장(변비) 및 위장(소화) 증상에 관여하며, 골반의 운동성 활성화 근육으로 임신 초기에는 마사지를 금지해야 한다. 임신 말기에는 충분히 마사지하면 출산에 도움이 된다.

테니스 엘보

뼈 주사를 많이 맞으면 힘줄이 끊어질 수 있다. 주사 치료를 많이 받은 환자는 통증 부위 마사지를 금지한다. 대부분 가상 테니스 엘보가 많다(힘줄이 끊어지지 않은 경우). 근육근막 팔 라인과 골반 밸런스까지 재활해야 치료가 완성된다.

‡ 팔 신경의 문제 해결을 위한 치료 포인트

» 노 신 경 : 위팔근, 뒤침근
» 정중신경 : 원엎침근
» 자 신 경 : 자쪽손목굽힘근

긴엄지굽힘근

엄지손가락을 폄하면, 노뼈 뒤침, 어깨뼈 뒤로 잘 넘어가고 가슴우리 입구가 벌어진다. 엄지손가락을 굽힘하면, 노뼈 엎침, 어깨뼈 뒤로 잘 못 넘어가고 가슴우리 입구가 잠긴다.

엄지모음근

골반 열림 근육이다. 임산부는 마사지를 금지해야 한다.

손 엄지모음근(합곡), 발 엄지모음근(퇴충)

혈액 순환 장애 증상시 치료 포인트이다. 등쪽과 바닥쪽 혈관이 연결되어 소통하는 통로이다.

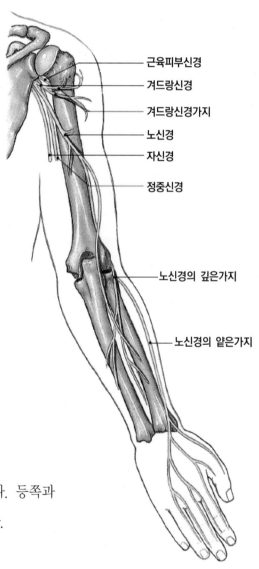

근육피부신경
겨드랑신경
겨드랑신경가지
노신경
자신경
정중신경

노신경의 깊은가지

노신경의 얕은가지

★ 내장기 구조 및 치료적 분석(폐, 심장)

내장기 관절
내장기를 잡고 있는 많은 인대를 의미한다.

폐(오른쪽 3엽, 왼쪽 2엽)
폐 위치는 앞면에서는 갈비뼈 6번, 옆면에서는 갈비뼈 8번, 뒷면에서는 갈비뼈 10번까지이다. 간과 폐가 겹친다. 간은 갈비뼈 5번까지 올라가고(가로막이 싸고 있다), 폐는 갈비뼈 6번까지 내려온다. 목뼈 7번(목·어깨)이 틀어지면 폐도 틀어진다.

폐의 운동성
수직 하강, 가족돌림 운동한다.

인류의 건강 전쟁은 폐로 시작된다.

코로나 상황을 상기해보라. 가슴 세로칸의(심장, 기관지, 식도) 저항에 따라 폐의 운동성이 달라진다. 폐의 객담 배출이 되지 않으면 림프 기능이 약화와 면역력이 저하된다.

과식했을 때 폐에 문제가 생긴다. 과식 → 식도가 늘어나고 → 기관지 운동성 제한 → 폐 운동성 제한(객담이 쌓이고) → 면역력 저하 시스템이다.

목뼈 7번(대추혈 자리)이 틀어지면 폐가 틀어지면서 기능저하가 된다. 작은갈비근, 현수인대가 폐첨과 목뼈를 연결한다.

뇌질환약과 천식약 부작용
뇌질환약, 천식약 복용 시 심장이 두근거리고 손발이 떨리는 증상으로 심장약을 보충 처방한다. 이것은 근·골격계 질환 약 처방 시 위장약 보충 처방하는 것과 같은 의미이다.

호흡

가로막을 지배하는 신경은 목뼈3.4번(C3.4)이다. 폐, 호흡 질환의 경우 목뼈 밸런스가 중요한 이유이다.

목갈비근, 목빗근, 작은가슴근, 바깥갈비근은 들숨 때 수축하는 들숨 근육이고, 배곧은근, 배바깥빗근, 배속빗근, 배가로근, 속갈비근은 날숨 때 수축하는 날숨 근육이다.

폐 림프 순환과 감기

감기에 걸리면 림프 노즐이 커진다. 폐 호흡을 통해 배농(排膿)을 한다. 큰 입자는 정맥에서 흡수하지 못하고 림프가 흡수한다. 폐 운동이 제한을 받으면 림프가 커지면서 기능 저하로 면역력이 약화되어 조금만 찬 공기가 들어와도 바로 감기에 걸린다.

가로막(횡격막, 왼쪽으로 경사)

가로막에는 가슴강과 복강을 가로지르는 3개의 구멍(대정맥 열공, 식도 열공, 대동맥 열공)이 있어 순환과 면역(산소공급)의 중심 역활을 한다.

유연성축(가슴뼈 7번~가슴뼈 12번)

가로막 최대 운동 공간이며, 등세모근과 넓은등근 교차 지점이다. 이 공간의 자연스러운 움직임과 밸런스가 내장기 밸런스의 중심축이다.

가로막신경(목뼈 3.4.5번)

가로막신경은 가로막과 간을 지배한다.

간이 가로막에 매달려있다. 간이 안 움직이면 복수가 찬다. 내장기는 자율신경의 지배를 받는데, 간은 자율신경과 가로막신경 동시에 지배를 받는다. 목 디스크 환자에게 간 병적 증상이 발병되는 이유이다.

목뼈 교정 후 간에 문제 생길 수 있다.

목뼈를 교정하려면 연부조직을 충분히 마사지하고 해야 된다. 교정은 주1회 정도가 이상적이다. 목뼈 교정 후에 담즙의 과다 분비로 온몸이 푸른색을 띠는 병적 증상이 생길수도 있다. 한 달 이상 고생할 수 있다.

‡ 가로막 치유 포인트 – 큰 숫구멍, 작은 숫구멍과 치매

머리뼈 시상 봉합의 시작점은 큰 숫구멍(대천문)이며 생후 14~18개월에 닫힌다. 끝점은 작은 숫구멍(소천문, 가르마 있는 곳)은 생후 3개월에 닫힌다. 큰, 작은 숫구멍은 가로막의 문제로 호흡 불균형일 때 자극하면 도움이 된다. 치매 환자들도 숫구멍 위치가 딱딱하게 굳어있는 경우가 많다. 임상에서는 치매 환자에게 고정되어 굳어있는 숫구멍부위에 자극은 예방과 치료에 도움이 된다.

치매는 우울증, 충격 등으로 시작되기도 하는데, 쥐도 새도 모르게, 천천히 오는 것이 특징이다.

가로막과 딸꾹질

근육에 산소공급이 제한되면 쥐가 난다. 가로막에 산소공급이 제한되면 쥐가 나는 것이 딸꾹질이다. 딱꾹질이 지속될 때는 가로막이 긴장성일 경우가 많다. 복부 상부(며치부분) 자극과 심호흡을 하면 긴장성이 이완이 된다. 또한 심하게 충격(놀람)을 받으면 간, 신장, 심장이 덜커덩하면서 가로막의 긴장성이 회복되면서 딸꾹질이 멈춘다.

폐와 심장

심장은 심낭막에 떠 있어 가로막 운동(호흡)할 때 심낭막이 움직인다. 기울어 있던 심장은 약간 수직으로 이동하는 미세한 운동이 일어난다. 가로막과 심낭막을 가로심막(횡격심막)인대가 연결한다.

심장

심장병 환자는 가로막 운동이 중요하다. 가로막신경은 목뼈에서 나오므로, 필연적으로 목 마사지, 목뼈 정렬이 심장질환에 중요하다.

혀

혀는 소화기 문제의 축이며, 간 큰사람이 혀가 잘 나온다. 위가 움직이지 못하면 나비뼈(접형골)가 움직이지 못해서 사망(심장정지)한다.

동맥의 법칙

동맥의 흐름은 병렬식이다.

1분간 심장에서 박출되는 혈액량은 관상동맥 10%, 피부 10%, 머리 15%, 근육 15%, 신장 25%, 간장 25%로 분산 공급된다.

칼(검상)돌기

칼(검상)돌기에 3개 근육(가로막·가슴가로근·배가로근)이 부착되어 있다. 가슴가로근이 가로막과 심낭막 운동할 때 잡아주는 역할을 한다. 칼돌기에 심한 충격을 받으면 호흡의 불일치(엇박자)로 심장마비가 발생하여 사망한다. 명치 구타로 사망하는 경우이다.

칼(검상)돌기 밸런스 치료는 갈비사이 밸런스 재활로 해결한다.

심장 전기자극 전도계

심장은 신경계통의 자극없이 자발적으로 활동전위를 생성하고 자극을 전달하는 전도능력을가지고 있는데 이를 전도계라고 한다.

전도계는 굴심방결절(오른쪽 위쪽) → 방실결절 → 방실다발 → 심장전도근육섬유로 전달된다. 전기자극의 출발점 굴심방결절이 심장 오른쪽 위쪽에 있다.

특발성 부정맥은 오른쪽 어깨가 굽힘되어 폐와 심장이 압박받을 경우에 증상이 뜬다. 어깨 밸런스 디자인(재활)이 치료법이다.

심부전

심장의 구조적, 기능적 이상으로 인해 심장이 혈액을 받아들이는 이완 기능, 펌핑하는 수축기능이 감소하여 조직에 필요한 혈액을 공급하지 못해 발생하는 질환이다.

어깨 밸런스 디자인(재활)로 심장의 정상적 운동성 회복과 가로막 운동성의 활성화가 치료와 예방에 도움이 된다.

고혈압

혈압은 심장으로부터 전달되는 혈액의 양과 혈액의 흐름에 대한 혈관의 저항으로 결정된다. 심장병이나 뇌졸중의 원인이다.

구조의 관점에서는 첫번째, 심장에서 뇌로 정상적인 혈액공급을 위한 생존 본능이 고혈압이다. 즉 어깨 밸런스 디자인(재활)이 중요하다. 두번째는 정맥의 정상적인 순환을 다리의 발등 굽힘 각도를 평가한다. 정상 각도(예각)가 아니면 다리 밸런스의 불균형으로 혈액 순환 정체가 원인이 되는 고혈압이 발병된다. 다리의 발가락 굽힘, 발등 굽힘, 발바닥 굽힘, 발아치 걷기운동이 치료적 운동법이다.

╫ 밸런스 디자인 포인트 요약

머리뒤통수근(목뼈1.2번 - 머리뒤통수뼈)

머리널판근(목뼈 - 머리뒤통수뼈)

목널판근(가슴뼈 - 목뼈)

긴머리근(목뼈 앞면 - 뒤통수뼈)

긴목근(아래목뼈. 위 가슴뼈 앞면 - 위 목뼈)

목갈비근(목뼈 - 갈비뼈1.2번)

목빗근(꼭지돌기 - 빗장뼈, 복장뼈)

등세모근(뒤통수뼈·목뼈·가슴뼈 – 빗장뼈, 어깨봉우리, 어깨뼈가시)

넓은등근(골반 – 위팔뼈 안쪽)

어깨올림근(목뼈1, 2, 3, 4번 – 어깨뼈)

마름근(가슴뼈 – 어깨뼈 안쪽경계)

앞톱니근(3단 콤보로 연결, 갈비뼈 – 어깨뼈 안쪽경계)

어깨세모근(빗장뼈, 어깨봉우리, 어깨뼈가시 – 위팔뼈)

가시위근(어깨뼈가시 위 – 위팔뼈 큰결절)

가시아래근(어깨뼈가시 아래 – 위팔뼈 큰결절)

작은원근(가시아래근 아래 – 위팔뼈 큰결절)

큰원근(어깨뼈 아래각 – 위팔뼈 내측)

어깨밑근(어깨가슴 관절, 어깨뼈 내측 – 위팔뼈 작은결절)

큰가슴근(빗장 파트, 복장 파트, 복부 파트 – 위팔뼈)

작은가슴근(부리돌기 – 갈비뼈3, 4, 5번)

위팔두갈래근(관절오목 위결절, 부리돌기 – 노뼈)

위팔세갈래근(관절오목 아래결절, 위팔뼈 – 자뼈)

부리돌기근(부리돌기 – 위팔뼈)

위팔근(위팔뼈 – 자뼈)

위팔노근(위팔관절융기 – 손목)

원엎침근(안쪽위팔관절융기 – 노뼈)

뒤침근(자뼈, 위팔 관절융기 – 노뼈)

엄지 모음근(세번째 손허리뼈, 손목뼈 – 엄지 두번째뼈)

긴엄지굽힘근(노뼈 2/3 – 엄지손가락)

(척추 &) 골반 밸런스(Pelvic Balance)

골반 밸런스는 가로축 골반뼈, 세로축 척추뼈로 구성되며, 인체의 두 번째 십자형 밸런스로 정의한다. (그림 1)

골반뼈의 가로 밸런스를 머리뒤통수뼈에서 잡아주고, 어깨의 가로 밸런스를 골반(엉치뼈)에서 잡아주고 있다. (그림 2)

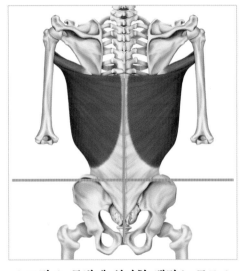

| 그림 1. 두번째 십자형 밸런스 구조 |

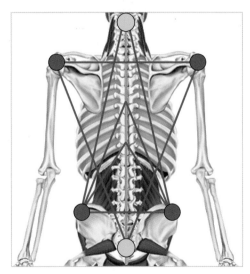

| 그림 2. 어깨뼈와 골반 밸런스 구조 |

★ 척추, 골반 구조

척추(특히 허리뼈)와 골반이 연결되는 밸런스를 의미한다. 척추 중 허리뼈가 제일 크고, 골반 구조 역시 가장 큰 가로 구조이다.

인체는 골반을 중심으로 위에는 몸통, 아래로는 다리를 연결하는 구조다. 어깨 밸런스가 무너져도 골반 밸런스에서 보상하고, 발 밸런스가 무너져도 골반 밸런스가 보상하기 때문에 언제나 밸런스 평가의 중심에 있다.

골반은 엉덩뼈 2개, 궁둥뼈 2개, 두덩뼈 2개, 엉치뼈 1개, 꼬리뼈 1개, 그리고 엉치엉덩관절과 두덩뼈결합(관절) 각 1개가 있다.

위뒤엉덩뼈가시와 궁둥뼈결절이 일직선상에 있고 다리의 큰결절(꼭짓점) 기준 이등변 삼각형이 정상 구조이다.

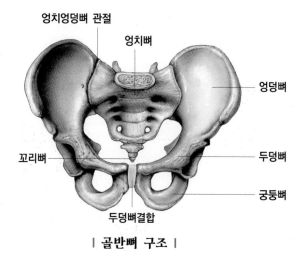

| 골반뼈 구조 |

‡ 주요 밸런스 디자인 포인트
□ 척추 밸런스
□ 골반 밸런스
□ 골반의 마름모 구조 밸런스
□ 복강, 골반강 밸런스

★ 척추, 골반 밸런스 평가

‡ 연관된 관절
척추관절, 허리엉치관절, 엉치엉덩관절, 두덩결합, 서혜부인대(샅고랑인대)
앞 위·아래 엉덩뼈가시(ASIS·AIIS), 뒤 위·아래 엉덩뼈가시(PSIS·PIIS)

‡ 내장기
» 복강장기 : 간, 위, 소장, 대장, 십이지장, 췌장, 비장, 신장
» 골반강 장기 : 방광, 자궁, 전립선, 직장

★ 밸런스 평가

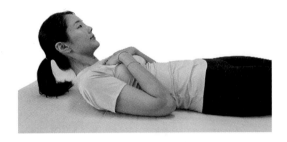

몸통 굽힘 : 배곧은근

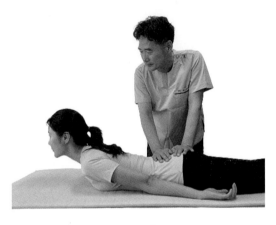

몸통 폄 : 척주세움근

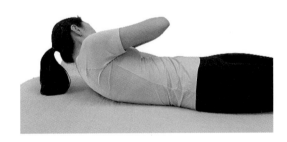

몸통 회전 : 배바깥빗근, 배속빗근,

배가로근

골반 올림 : 허리네모근

① 평가자는 대상자의 발목을 잡고

대상자는 골반을 위로 끌어 올

린다.

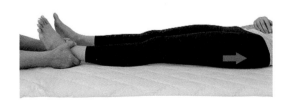

골반 평가 : 앞 기울기(AS), 뒤 기울기(PI), 평가기준은 위뒤엉덩뼈가시(PSIS)이다.

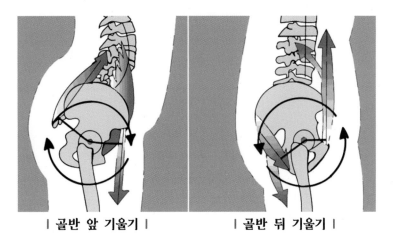

| 골반 앞 기울기 |　　　| 골반 뒤 기울기 |

* AS(anterior superior) 앞 위쪽, PI(posterior inferior) 뒤 아래쪽,
  EX(external) 가쪽, IN(internal) 안쪽

★ 엉치엉덩관절 밸런스 평가

K-맥킨지 허리 폄 운동 자세에서 골반 흔들기로 관절의 운동성 평가

K-맥킨지 허리 폄 운동 자세에서 치료사가 양 손바닥으로 골반(위앞 엉덩뼈가시)을 잡고 흔들기 운동(진동)을 한다. 엉덩뼈 좌우 밸런스, 상·하 밸런스 평가와 동시에 골반 전체 관절의 치료적 운동법이다.

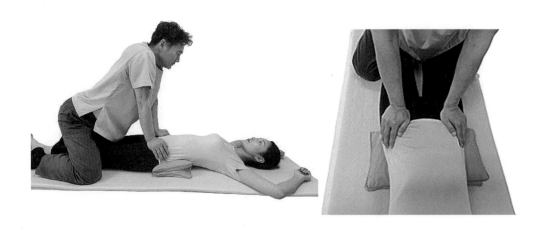

엉덩뼈를 좌·우로 움직이며 불편한 쪽을 찾는다. 엉덩뼈 좌우 밸런스, 상·하 밸런스 평가와 동시에 골반 전체 관절의 치료적 운동법이다.

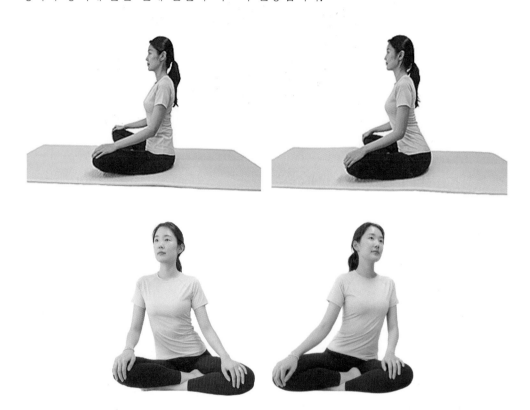

★ 척추, 골반 밸런스 디자인(재활) 치료법

허리 폄 자세 유지와 골반의 마름모 구조 밸런스 재활이 치료적 운동의 주요 목적이다.

갑작스러운 교통사고를 제외하고는 허리 디스크 탈출, 척주관협착 등 허리 관련 모든 증상과 모든 질환의 특징은 척추와 골반의 불균형이 디스크 압박, 탈출, 퇴행을 촉진하면서 생긴 증상과 질병이다.

╫ 밸런스 질환

　》 척추 질환 : 디스크, 일자허리, 척추관협착증, 척추분리증, 전방전이증, 척추 허리 통증

　》 골반 질환 : 엉덩뼈, 두덩뼈, 꼬리뼈, 궁둥뼈 통증

　》 복강 질환 : 간, 위, 췌장, 십이지장, 신장, 소·대장 구조적 기능 저하증
(위하수증, 체증, 소화, 변비, 횡격막 기능 제한, 두통)

　》 골반강 질환 : 방광, 자궁, 직장, 전립선 관련 질환

╫ 척추, 골반 질환의 치료 원칙

첫째, 통증(염증)이 심하면 약물과 주사로 먼저 통증을 조절하라.

둘째, K-맥킨지 허리 폄 운동으로 척추와 골반의 불균형을 바르게 하라.

셋째, 일어나는 자세는 반드시 양발에 동시에 힘을 주면서 일어서는 습관으로 교정한다.

관절, 근육, 신경, 혈관 밸런스는 '근육근막 라인 이미지 트레이닝'을 통해 뼈와 근육의 연결점을 따라가면서 자극과 평가를 반복한다. 큰 근육의 불균형을 시작으로 작은 근육 불균형을 생기는 것이 일반적이다. 1층(표층) 큰 근육에서 시작하여 2·3층(심층) 작은 근육으로 진행된다. 위팔뼈 머리, 넙다리뼈 머리가 모두 정상 위치에 있어야 몸 밸런스 상태가 가장 이상적이다.

허리 통증 밸런스 디자인(재활) – 앞 밸런스 선, 뒤 밸런스 선, 깊은 앞 밸런스 선

허리뼈 디스크 관절과 앞쪽 표층 배곧은근, 심층 엉덩허리근, 뒤쪽 척추세움근과 허리네모근을 동시에 평가하고 재활해야 한다.

(1) 배곧은근(앞쪽, 갈비뼈와 골반 연결)

(2) 허리네모근(뒤쪽, 갈비뼈와 척추, 골반 연결)

(3) 척추세움근(뒤쪽, 갈비뼈와 척추, 골반 연결)

(4) 엉덩허리근(심부, 척추와 골반, 다리 연결)

(5) 볼기근(옆쪽, 골반과 다리 연결)

척추, 골반 밸런스의 주요 근육이 척추와 골반, 골반과 넙다리를 연결한다. 다리 밸런스를 바르게 해야 척추·골반 밸런스가 유지된다. 배곧은근의 자극 및 운동으로 허리 통증의 감소를 느낄 수 있다. 척추세움근의 허리 통증은 앞의 배곧은근 약화로 척추세움근을 과도하게 사용하면 통증으로 나타난다.

엉덩허리근의 치료적 운동법은 정확하게 촉지(觸指)하고 고정한 후 엉덩관절 굽힘, 폄, 안쪽, 가쪽 돌림 운동을 하면 자연스럽게 수축하고 이완된다.

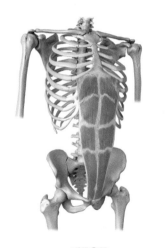
배곧은근

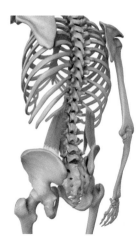
허리네모근

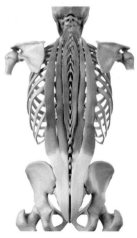
척추세움근

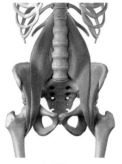
엉덩허리근

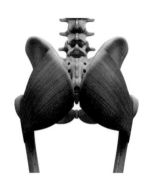
큰볼기근

★ 엉치엉덩관절 밸런스 디자인(재활)

K-맥킨지 허리 폄 운동 자세에서 골반 흔들기로 관절의 운동성을 평가한다.

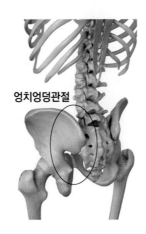

엉치엉덩관절

» 골반의 엉치뼈와 엉덩뼈의 관절이다.

» 엉치엉덩관절은 상체 하중이 엉치뼈에 도달하여 오른쪽, 왼쪽 엉덩뼈로 전달하여 다리로 분산되는 구조이다. 보행 자세에서 엄지발가락의 최종지지로 약 5도 움직인다.

» 볼기근(큰볼기근, 중간볼기근, 작은볼기근)이 미치는 영향이 크다. 볼기근의 근육근막 수축은 손으로 쉽게 이완되지 않는 큰 근육이다. 골반 진동기법(중간볼기근에 엄지로 첩촉하여 흔듦)과 옆으로 누운 자자세에서 엘보우를 사용하면 쉽게 해결된다.

» 엉치엉덩관절 불균형은 양반다리, 엉덩관절 돌림, 바닥에서 다리 폄 앉기 자세가 어렵다. 엉치뼈 위로 엉덩뼈가 올라타는 관절 움직임 제한이 원인이다. 평가법이자 치료법인 골반흔들기를 운동을 하면 좋아진다.

★ 골반 마름모 밸런스 디자인(재활) - 두덩뼈, 꼬리뼈, 양쪽 궁둥뼈

척추. 골반 치료의 시작과 끝이다. 양쪽 궁둥뼈, 엉덩뼈, 꼬리뼈 4개의 꼭짓점을 연결하는 마름모 모양의 십자형 구조이다. (그림)

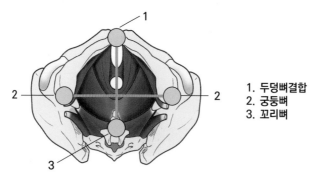

| 골반 마름모 구조 |

어깨 마름모와 골반 마름모는 상징적으로 '두덩뼈와 복장뼈, 꼬리뼈와 목뼈 7번, 궁둥뼈와 어깨봉우리'로 연결된 구조이다.

몸통의 위·아래 구조는 출산으로 인하여 출산 전으로 회복하기는 어렵다. 여성의 근·골격계 질환이 당연히 많은 이유이다.

‡ 두덩뼈와 꼬리뼈 밸런스

출산 때 산도(産道) 확보를 위해 두덩뼈 결합이 분리되었다가 출산 전으로 완전히 회복하지 못하면서 여러 질환의 원인이 된다. 허리 통증, 요실금, 방광염, 직장 관련 질환, 임신, 출산, 자궁, 여성 질환과 관련이 많다. 두덩뼈 밸런스는 직접 자극 또는 엉덩관절 운동법으로 쉽게 교정할 수 있다.

꼬리뼈 밸런스(스탠포드 프로토콜)는 골반강 통증과 전립선 비대, 특발성 여성 질환, 직장 질환에 효과적이다. 골반강 내 근육근막 이완과 부교감 신경을 활성화하는 방법으로 급성 허리·골반 통증의 응급 처치 방법으로 활용하는 중요한 치유법이다.

‡ 오른쪽·왼쪽 궁둥뼈 밸런스

의자에 앉을 때 바닥과 접하여 밸런스를 잡아주는 뼈가 궁둥뼈이다. 엉치궁둥뼈인대를 통해 몸통의 척추세움근과 다리로 연결된다. 다리로 내려가는 햄스트링 근육, 넙다리두갈래근, 큰모음근의 시작점이다. 밸런스 디자인은 엎드려 누웠을 때 엉덩 근육 아래에서 궁둥뼈 밸런스를 평가하고 손바닥을 이용하여 아래에서 위를 향해 끊어치기 방법으로 교정한다.

‡ 골반강 장기 밸런스

골반강 장기(방광, 자궁, 전립선, 직장)는 골반아래 근육(골반저근육)에 의해 몸 내부와 몸 외부로 분리되고 조절되는 구조이다.

방광과 자궁

두덩뼈결합의 불균형으로 방광이 압박을 받으면 방광염과 요실금 등이 생긴다. 자궁도 영향을 받으면 임신과 출산에 엄청난 영향을 준다. 원인 없는 특발성 여성 질환이 해결되지 않을 때 마름모 구조와 두덩뼈결합의 평가와 치료를 한다.

방광자궁 오목(방광과 자궁 사이)에 적절한 공간이 확보되어야 한다. 배꼽과 두덩뼈 1/2, 그 지점과 배꼽의 1/2 지점이 자연스럽게 구분되는 공간이다. 이 주변에 가로 주름이 많이 보이면 공간이 좁아져 있는 상태이다. 공간이 좁아지면 깊은 호흡이 어려워져 산소 부족으로 생기는 특발성 여성 질환의 원인이 된다.

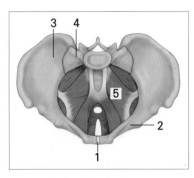

1. 두덩뼈결합
2. 두덩뼈
3. 엉덩뼈
4. 엉치뼈
5. 골반바닥근

| 골반 저근육 구조 |

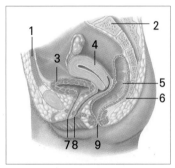

1. 배곧은근
2. 척추
3. 방광
4. 자궁
5. 직장
6. 꼬리뼈
7. 요도 입구
8. 질 입구
9. 항문

| 골반강 구조 |

심호흡과 함께 교정법으로 간단하게 분리한다. 공간이 축소되어 있다가 갑자기 확보되면, 일시적 산소 공급 과잉으로 어지러움을 호소하기도 한다. K-맥킨지 허리 폄 운동으로 바로 회복된다. 위 하수와 자궁 적출로 인한 내장기가 하수 된 경우에도 K-맥킨지 허리 폄 운동이 가성비 좋은 치료적 운동법이다.

전립선 비대증

전립선은 남성의 생식기관 중 하나로 정액의 30%를 생성하는 분비 기관이다. 노화 및 호르몬 변화로 인해 점차 비대해지는데, 이로 인해 방광을 자극하고 요도를 압박해 다양한 배뇨 문제를 유발한다. 구조의 관점에서 전립선 질환은 부부관계와 밀접하다. 여성의 폐경 및 갱년기와 함께 부부관계가

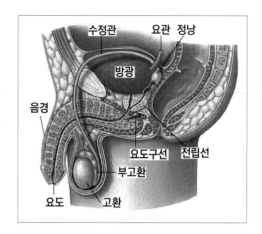

뜸해지면서 남성 전립선의 비대와 염증이 증가한다. 남성의 생리적 정액 배출은 최소 2주에 1회는 배출해야 한다.

남성은 50대에 접어들면 매년 비뇨기과에서 정기 검사를 통해 예방관리에 주의를 기울어야 한다. 여성들이 자궁암, 유방암 검사를 정기적으로 하듯이 남성들에게도 전립선 검사를 적극적으로 홍보하여 예방을 강조하고 싶다. (* 반드시 호흡 밸런스 참조)

화장실 위생 및 청결을 목적으로 남성들이 변기에 앉아서 소변을 보는 문화가 늘어가고 있다. 위생적으로는 올바른 문화가 분명하나 남성의 해부 생리학적 기능에는 적절하지 않은 측면이 크다.

직장

골반 아래 근육의 탄력성이 정상적일 때 골반강 장기들의 기능과 면역력은 최고가 된다. 채소와 식물성 위주의 식단에서 육류와 동물성 위주의 식단으로 변화되면서 대장

관련 질환이 증가했다. 구조적으로는 좌변기 자세에서의 배변 압력과 재래식 자세에서의 배변 압력의 차이를 생각해보면 좌변기 문화는 대장 질환과 관계가 깊다. 대변을 주관하는 신경이 꼬리뼈 주변 신경이다. 결국 골반의 밸런스 문제이다. 직장 관련 질환의 경우 골반 밸런스와 다리 3대 관절(엉덩, 무릎, 발목관절)의 치료적 운동법이 예방과 치료의 지름길이다.

⨪ 샅고랑인대(서혜인대) 밸런스

배(복부)의 3개 근육(배바깥빗근, 배속빗근, 배가로근)이 융합되어 생성된 인대이다. 배에서 다리로 연결되는 신경, 동맥, 정맥을 보호하는 구조이다.(그림) 임상에서 다리의 동·정맥, 신경 문제를 평가하고 치료하는 포인트이다. 엉덩관절 운동성에 제한을 가져오고, 허리 통증과 다리 질환의 모든 증상 및 모든 질환에 샅고랑인대와 직·간접적으로 관련 있는 구조이다. 작은허리근, 두덩근과 연결되어 있다. 자극을 주면 통증이 심하므로 가볍게 자극하고 엉덩관절, 두덩뼈결합 교정과 치료적 운동을 하면 좋아진다.

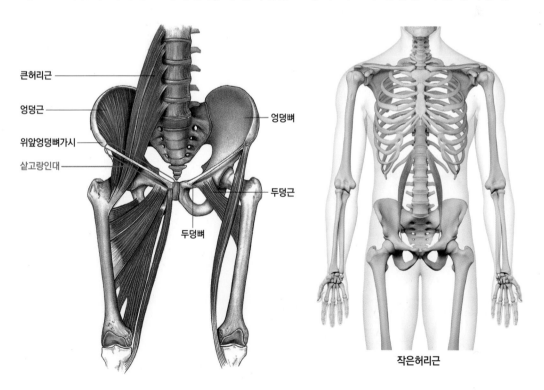

큰허리근
엉덩근
위앞엉덩뼈가시
샅고랑인대
엉덩뼈
두덩근
두덩뼈

작은허리근

ⴲ 척추전방전이증 치료적 운동법 - 'K-맥킨지 허리 폄 2번 운동'

추체(椎體)는 조각 조각이 합체가 되어 하나로 된 것이다. 지속적인 움직임으로 분리가 되면 척추 분리증이 된다. 분리증이 더 진행되면 척추전방전이증이다.

척추 안정화 기전은 엉덩허리근, 척추세움근, 복부근육, 복압의 밸런스가 기본이 된다. 치료적 운동, K- 맥킨지 허리 폄 2번 운동(허리 방석 운동 2번)으로 재활하면 상상 이상의 효과를 누릴 수 있을 것이다.

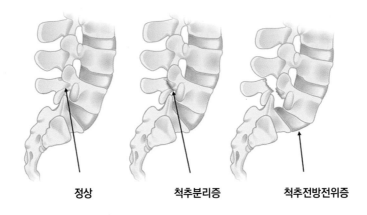

정상   척추분리증   척추전방전위증

ⴲ 자세 변화에 따른 디스크 압력(나켐숀차트 - 그림)

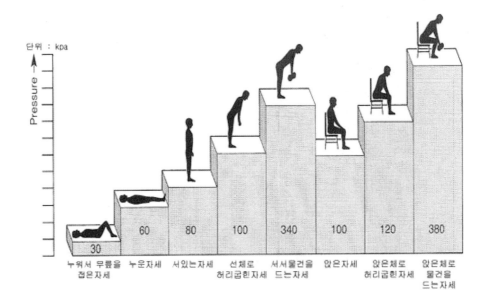

1 PA(Pascal) : 1N/㎡(1㎡면적에 1N의 힘이 작용할 때의 압력)

잠잘 때 올바른 자세는?

의식이 있는 동안에는 바로 누워 잠을 자는 습관을 유지해야 한다. 디스크에 가해지는 압력이 옆으로 자는 것보다 바로 잘 때 압력이 낮다. 잠잘 때(무의식 상태)는 통제 대상이 아니므로 의식 상태 즉 잠이 깬 상태에서 항상 바른 자세를 유지하는 것이 가장 중요하다.

디스크에 손상이 있을 때 서 있는 자세와 앉아있는 자세 중 어떤 것이 좋을까?

디스크가 받는 압력은 앉아 있을 때보다 바로 서 있을 때가 낮다. 발아치 걷기 운동으로 가볍게 걸으면 디스크 손상 회복에 도움이 된다.

직장인의 적정한 집중 근무 시간은?

1시간 집중 근무 후 10분은 가벼운 스트레칭, 발아치 걷기, 화장실 가기 등 휴식 시간을 가져야 한다. 화장실은 다른 층(2~3층 위·아래)을 걸어서 이용하면 좋다.

무릎통증 등 관절 질환이 있을 때는 내려갈 때는 엘리베이터를 이용하여 관절을 아껴쓰는 건강자산 관리가 필요하다.

운동 중 허리 손상 가능성이 가장 큰 자세는?

앉아서 굽힘 자세로 웨이트 운동을 하는 것이다. 디스크가 받는 압력은 굽힘 자세가 펌 자세보다 크다. (그림)

무거운 물건을 들어 올릴 때는 발을 어깨너비로 벌리고 '발끝에 집중'하고 허리 펌 자세에서 들어 올리는 것이 가장 안정적인 자세이다.

‡ 허리 C-curve를 망치는 운동

근·골격계 질환의 환자는 아래 운동(그림)을 기준으로 구분하여 운동하세요.

어떤 근·골격계질환이라도 근본 원인은 인체의 불균형으로 인한 척추의 디스크와

신경, 근육근막, 혈액 순환의 장애가 핵심이다.

밸런스 중심의 치료적 운동이 완성되면 어떤 운동을 하더라도 상관없다.

X

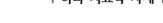

| 허리 손상 자세 |

O

| 허리 치료적 자세 |

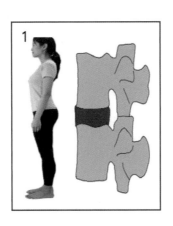

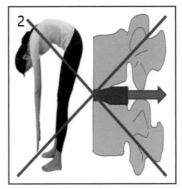

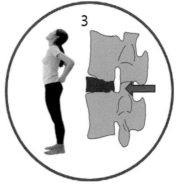

1. 중립적 자세
2. 척추 굽음 자세(손상 자세)
3. 척추 폄 자세(치료 자세)

★ 구조 및 치료적 분석

‡ 척추, 골반 구조 및 치료적 분석

들숨(흡기) 근육 – 들숨 시 수축하는 근육을 의미한다.

(1) 목갈비근 수축(갈비뼈 UP)

(2) 목빗근 수축(빗장뼈 UP)

(3) 작은가슴근 수축(어깨뼈 UP)

(4) 앞톱니근 수축(어깨뼈 들임)

들숨시 인체 메커니즘

빗장뼈와 복장뼈가 들리고 열린다. 가로막이 내려오면서 간이 뒤집힌다. 배(복강) 안의 장기를 압박한다. 골반강의 용적 확보를 위해 골반이 벌어진다. 엉덩뼈가 벌어지고 두덩뼈가 내려가면 4개의 배근육이 8가지 방향으로 움직임(이완)한다.

날숨(호기) 근육 – 날숨 시 수축하는 근육(배 근육)을 의미한다.

(1) 배바깥빗근, 배속빗근, 배곧은근, 배가로근

(2) 배 근육은 배꼽을 중심으로 8방향으로 움직인다. 배꼽은 모든 근막을 잡아준다. 배바깥빗근은 어깨 방향, 배속빗근은 골반 방향, 배곧은근은 위·아래 방향, 배가로근은 가로 방향으로 움직임(수축)하면서 호흡한다.

배 근육의 근막 변환과 배 수술라인

배 근육근막 정렬 위치가(표층→심층 기준) 배바깥빗근, 배속빗근, 배곧은근, 배속빗근, 배가로근 순서이다. 배속빗근은 2개의 막으로 구성되어 막 속에 배곧은근이 있다. 배꼽에서 상호 교차하여 8방향으로 동시에 움직이기 때문에 호흡할 때 골반이 벌어지지 못한다.

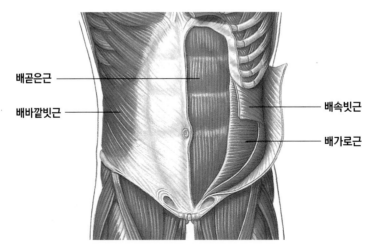

| 복부 근육 근막 구조 |

배곧은근

배바깥빗근

배속빗근

배가로근

골반강 용적 확보를 위해 배꼽과 골반(두덩뼈) 사이에서 근막과 근육의 배열이 바뀐다. 배곧은근이 가장 아래로 가면서, 배바깥빗근, 배속빗근, 배가로근, 배곧은근 순으로 재 배열된다. 배(복부) 수술환자의 수술라인이 골반과 배꼽 사이에서 이루어 진다. 근막이 하나 줄어든 상태(위치)에서 수술까지 하면 근육근막의 장력이 불균형 된다. 결국 골반 운동성의 제한으로 허리 통증 환자가 많이 발생한다. 물론 세로 라인으로 수술하면, 배꼽을 중심으로 강하게 잡아주어 건강에는 더 좋을 것이다. 그러나 수술 후 흉터가 많이 남으므로 미관상 좋지 않는 등 여러가지 원인으로 가로로 수술한다.

목 피부를 아름답게 관리하려면

배(복부) 마사지를 한 땀 한 땀 꼼꼼하게 하면 목 근막도 함께 부드러워져 목의 주름 관리에 좋다.

배가로근 역할(지근섬유, 코어 근육)

배가로근은 심부의 안정성 지근섬유 근육이다. 특정 움직임은, 배가로근이 안정된 후 기능 근육이 움직인다. 지근의 안정화가 되지 않으면 속근의 과도한 사용으로 쉽게 피로하고 바디 밸런스가 무너지면서 병적 증상이 나타난다.

배곧은근과 척추세움근의 앞·뒤 밸런스

앞의 배곧은근을 싸고 있는 막과 뒤의 척추세움근을 싸고 있는 막은 같은 막이다. 앞·뒤 밸런스를 잡고 있다. 앞쪽, '배곧은근 + 백선(임맥선) + 배곧은근'과 뒤쪽, '척추세움근 + 척추 + 척추세움근'은 모두 세로 구조이다. 허리 통증 시 배곧은근과 척추세움근을 동시에 재활을 해야 치료가 완성된다.

겸상·방광 인대 및 척추·골반 밸런스

낫(겸상) 인대는 간의 우엽과 좌엽 사이의 '복막 아래'에 붙어 있다. 복막으로 배꼽에 연결되어 배꼽을 기준으로 간이 움직이도록 잡아준다.

방광 인대는 방광에서 배꼽까지 연결되어 '복막 위'에 붙어 있다. 배꼽을 기준으로 방광이 움직이도록 잡아준다.

복(배)부에서 겸상 인대와 방광 인대가 배꼽을 기준으로 일직선이 아니면 골반·척추가 틀어졌음을 평가하는 방법이다. 방광, 자궁, 전립선, 직장, 간의 질환과 밀접한 인대이며 약물치료와 함께 치료적 운동을 병행해야 한다.

복막의 배꼽기준 2개의 인대(간·방광)의 효율적 운동성을 위한 운동법은 '브리지 내장기 운동법'이다.

샅고랑 인대 및 배바깥빗근 밸런스

샅고랑(서혜)인대는 배바깥빗근이 말려서 생긴 것이다. 내부는 배가로근막과 연결(고정)되어 있다. 사이에 배속빗근, 배가로근이 들어있다. 서혜인대는 작은허리근과 연결되어 있다. 작은허리근은 두덩근과 연결되어 있다. 어깨 운동성이 제한을 받으면 배가로근까지 문제가 생기는 메커니즘이다.

엉덩허리근

엉덩허리근은 큰허리근, 작은허리근, 엉덩근 3개로 구성된다. 다리 굽힘, 가쪽 돌림

근육으로 디스크를 만드는 대표 근육이며, 인체 밸런스를 안정화하는 근육이다.

깊은 앞 밸런스 선의 중심 근육으로 머리에 많은 영향을 주는 근육이다. 신장이 지나는 근육이며, 심층(복부 안)에서 표층(넙다리작은결절)으로 나오는 근.

엉덩허리근의 수축보다 이완으로 인한 넙다리 폄, 안쪽돌림의 병적 증상도 임상에서 더 많아지고 있다.

척주의 형태

척추는 굽음 기준으로 앞 굽음(전만, lordotic), 뒤 굽음(후만, kyposis), 옆 굽음(측만, scoliosis)으로 크게 구분한다.

척추 밸런스는 받침대 인 골반의 앞 굽음, 뒤 굽음, 돌림에 따라 척추도 같이 변형되기 때문에 골반 밸런스가 우선 안정화되어야 척추 밸런스가 바르게 된다.

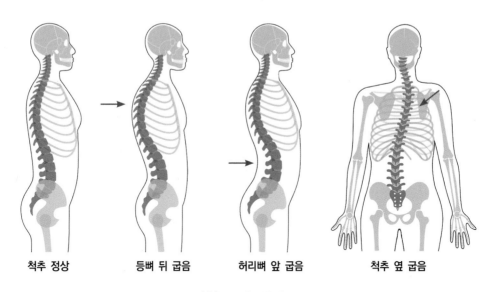

| 척추 정상 | 등뼈 뒤 굽음 | 허리뼈 앞 굽음 | 척추 옆 굽음 |

| 척추 굽음 형태 |

ǂ 디스크 손상의 특징

다시 한 번 강조하면, 모든 증상, 모든 질환의 근본 원인은 인체의 불균형이다.

척추관련 모든 질환의 치료법은 (척추)골반 밸런스, 발

밸런스, 어깨 밸런스를 올바르게 재활하는
것이다. 심한 통증은 주사와 약물로 선 조치
하여 통증 조절을 하고, 밸런스 디자인(재활)
을 통해 몸을 바르게 유지하면, 노후의 일상
생활은 통증없이 자유롭게 즐길 수 있다.

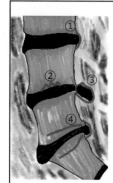

1. 디스크 손상
2. 종판 손상
3. 디스크 탈출
4. 디스크 손상과 퇴화
   (디스크 내 수분 감소)

73

종판 손상

① 종판은 척추뼈와 디스크가 만나는 지점이다.

② 수직축의 압력에 의하여 종판이 손상된다.

③ 재생 시간이 오래 걸리며, 통증이 심하고 오래간다.

④ 승마선수, 추락사고 등에서 유발된다.

⑤ 일상생활의 올바른 자세와 치료적 운동으로 회복된다.

뒤쪽 섬유륜 손상

① 척추 불균형과 퇴행으로 수분이 감소하고 섬유륜이 잘 찢어진다.

② 찢어진 섬유륜 속으로 혈관과 신경이 생성되고, 혈액이 들어감으로써 통증이 심
   해진다.

③ 디스크가 찢어진 섬유륜으로 수액이 흘러나온다.

④ 일상생활의 올바른 자세와 치료적 운동으로 회복된다.

디스크 탈출

① 디스크가 크게 찢어졌음을 알리는 것이다.

② 방사통을 유발하고 점점 통증에 예민해진다.

③ 통증이 심하면 주사, 약으로 우선적으로 치료하고 절대 휴식이 필요하다.

④ 수술하지 않고 허리 폄 치료적 운동으로 치료될 수 있다.

척추관 협착증

척추관 협착증은 척추 퇴행, 디스크 손상, 황색인대 비대, 척추후 관절염 등으로 척추관이 좁아진 것을 통칭하는 질병이다. 척추관이 좁아졌다고 모두가 간헐적 파행이 있는 것은 아니다. 인체 밸런스가 올바른 사람은 퇴행성으로 척추관이 좁아져도 통증없이 일상 생활하는데 아무런 문제가 없다.

근본 원인은 인체 밸런스의 문제이다. 특히 척추,골반 밸런스와 발 밸런스의 재활을 통해 극복할 수 있는 척추관련 기본질환이다.

시간이 조금 필요하지만. 밸런스 디자인(재활)로 회복된다.

척추가 뇌에 미치는 영향력이 가장 크다 - 척추 협착증

뇌척수막은 척추의 3곳(목뼈 2번, 엉치뼈 2번, 꼬리뼈)에 고정되어 있다. 나머지는 척수에 떠 있다. '목뼈 2번 불균형 → 뇌척수막에 긴장 발생 → 척수 압박 → 협착증'이 발병하는 협착증 메커니즘의 하나이다. 뇌를 둘러싸고 있는 뇌척수막(3개의 막)과 척수를 둘러싸고 있는 척수막(3개의 막)은 같은 막이다.

뇌 질환은 목뼈, 엉치뼈, 꼬리뼈에 문제가 있는 경우와 연관이 많다. 뇌질환인 자폐는 발아치(족궁)와 입천장(구개궁)이 정상인보다 높다.

K-맥킨지 폄 운동과 절 운동, 굴렁쇠 운동, 발아치 걷기 운동법이 협착증과 뇌질환의 치료적 운동법이다.

큰볼기근

큰볼기근은 엉덩관절의 폄, 가쪽돌림 근육이다.

큰볼기근과 궁둥뼈 피부 색소 침착

골반의 궁둥뼈거친면(좌골조면)에 물주머니가 있어 앉으면 큰볼기근이 받쳐준다. 골반 변형으로 큰볼기근과 물주머니가 빗겨나면 궁둥뼈 피부에 색소 침착이 생긴다. 사

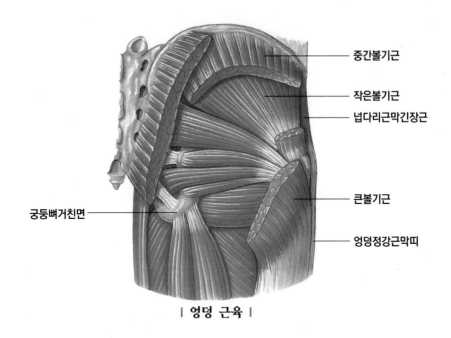

| 엉덩 근육 |

중간볼기근 ───
작은볼기근 ───
넙다리근막긴장근 ───
큰볼기근 ───
엉덩정강근막띠 ───
궁둥뼈거친면 ───

우나에 가면 노년층들에게서 쉽게 볼 수 있다. 남성보다 여성의 색소 침착이 많은 것은 출산으로 골반 불균형이 많이 때문이다.

중간볼기근

중간볼기근은 엉덩관절 벌림, 안쪽돌림, 골반 안정화 근육이다.

허리네모근과 동시에 치료해야 효과적이다. 한쪽 발 체중을 지지할 때 반대 측으로 골반이 기울어지지 않도록 근수축을 유지해야 한다. 보행할 때는 좌·우 교대로 수축하게 되는데 한쪽 근육이 마비되면 '중간볼기근 절름'을 초래한다. 보행 시에는 마비된 쪽으로 골반이 기울어지게 된다.

작은볼기근

중간볼기근과 동일한 기능과 작용을 한다.

임신과 척추 분리증(허리뼈 4, 5번)

척추 가로돌기에 금이 생겨 복부 방향으로 추골이 밀려들어 간다. 임신이 되면 자궁이 위로 올라오면서 엉치뼈를 앞으로 잡아 당기면 분리증이 정상 위치로 간다. 임신 중에는 통증이 줄었다가 출산 후에 재발한다.

허리 통증은 허리엉덩근, 허리네모근, 볼기근 밸런스를 반드시 평가하고 재활한다.

엉덩허리근은 신장과 연관하여 허리 통증, 대장이 안 좋은 사람은 허리네모근 문제로 허리 통증이 많이 발생한다.

‡ 내장기 구조 및 치료적 분석

간 운동성

간은 '가로막 운동성(상하 운동)과 리듬 운동성(외회전)' 2개의 운동성을 동시에 가지고 있다.

깊은 숨을 쉬면 간의 운동성이 증가한다. 복막이 간과 자궁을 감싸고 있어 간 운동성과 자궁의 운동성이 함께 보상한다. 자궁에 문제 있으면 간도 같이 검사한다.

간 인대

간 앞쪽은 관상 인대(가로막에 붙어 있다). 우측삼각 인대, 좌측삼각 인대. 겸상 인대(좌우 구분, 배꼽에 고정). 간원 인대(배꼽으로 연결). 간위 인대(상호 길항작용) 구조이다.

간 뒤쪽은 위, 십이지장, 신장, 결장이 위치한다.

변비 및 간 운동성의 제한

상행결장은 간 밑으로, 하행결장은 간 위로, 가로결장은 떠 있다. 가로결장이 느슨한 것은 상·하행 결장의 운동기능 조절과 대각선 보행을 가능하게 한다. 가로막은 들숨 시 내려가고 날숨 시 올라간다. 가로막 호흡 시 가로결장이 상·하로 이동하면서 위, 췌장의 운동성이 극대화된다. 가로결장은 췌장, 위장, 비장을 유지하는 구조적 기능을 한다.

위 운동

복막과 위장막의 압력 차이로 위장이 움직인다. 간과 위를 복막이 싸고 있다. 간과 위는 인대로 연결되어 항상 길항작용을 한다.

림프절 순환 및 근막

림프는 근막에 매달려 있으며 림프가 가득 차면, 운동성 제한과 근막 미끄럼(활주) 운동 제한으로 림프 순환이 되지 않는다. 골반강 안과 척추 옆 림프에 림프정체가 제일 많다. 성관계 후 얻어맞은 것처럼 아프면 골반강 내 림프 순환이 정체되어 있어 K-맥킨지 허리 펌 운동을 하면 좋아진다.

신장의 운동성과 위치

신장은 수직으로 하강하여 가쪽 돌림한다. 오른쪽에 간이 아래로 길게 있어 오른쪽 신장이 갈비뼈 12번, 왼쪽 신장은 갈비뼈 11번에 자리 잡고 있다. 신장과 폐는 기능이 저하되면 등 쪽으로 붙는다. 등에서 신장 위치에 색소 침착이 생기면 기능이 저하됨을 알 수 있다. 기능이 회복되면 신장 위치의 피부가 밝게 회복된다.

엉덩허리근 및 신장과 허리 통증

신장은 호흡에 따라 엉덩허리근 근막 위에서 상·하로 운동한다. 신장 근막과 엉덩허리근막이 연접되어 있다. 넙다리의 안·가쪽 돌림을 하면 엉덩허리근을 끌고 가면서 근막이 유착된다. 신장의 운동성 제한이 엉덩허리근의 운동성을 제한하면 허리 통증 증상이 발생한다.

엉덩허리근과 급성췌장염

엉덩허리근에 십이지장이 안정화되어 있다.(좌우 엉덩허리근과 십이지장 인대 연결) 엉덩허리근의 좌·우가 불균형이 되면 십이지장 위치가 변한다. 췌장에서 정상적인 소화액을 분비하지 못해 (급성)췌장염이 발생한다. 급성췌장염은 좌·우 엉덩허리근 위치 변화와 넙다리 머리의 안쪽 및 가쪽 돌림과 관련이 깊어 골반과 발 밸런스 디자인 (재활)으로 도움이 된다.

여성은 두덩뼈의 운동성(출산 시 벌어짐)을 고려하여 방광, 자궁, 직장을 잡아주는 인대가 유연성 인대 조직이다. 남성은 두덩뼈결합의 고정으로 방광, 직장을 잡아주는 인대가 강성 인대 조직이다. 직장암이 잘 발생하는 부위는 인대가 강하게 잡고 있는 곳이다. 그래서 구조적으로 남성에게 직장암이 더 많이 발병하는 구조이다.

‡ 밸런스 디자인 포인트 요약

배곧은근(갈비뼈 5, 6, 7번 – 두덩뼈)

척추세움근(척추 – 골반, 등허리널힘줄)

배바깥빗근(갈비뼈 6~12번 – 엉덩뼈 능선, 백색선)

배속빗근(갈비뼈9~12번 연골, 백색선 – 샅고랑인대, 장골능앞쪽)

허리네모근(엉덩뼈 – 갈비뼈12번, 허리뼈)

엉덩허리근(허리뼈 – 샅고랑 인대, 넙다리작은결절)

큰볼기근(엉덩엉치 관절 – 엉덩정강근막띠)

중간볼기근(엉덩뼈능선 – 넙다리뼈머리)

작은볼기근(엉덩뼈능선 1/2 – 넙다리뼈머리)

(골반 &) 발 밸런스(Foot Balance)

발 밸런스는 가로축 발, 세로축 다리로 구성된다. 인체의 세 번째 십자형 밸런스로 정의한다.

★ 발 밸런스의 구조

발 밸런스는 다리 관절(엉덩관절, 무릎관절, 발목관절) 밸런스를 의미하며, 인체의 체중을 지면에 바로 연결하는 기본 밸런스이다.

어깨, 골반, 발의 3개 가로축이, 7개의 근육근막 세로 라인의 안정성과 운동성을 이상적으로 지지하는 구조이다. 특히 발 전체구조를 이미지 트레이닝하여 기억하면 밸런스 디자인에 도움이 된다.(부록 참조)

‡ 주요 밸런스 디자인 포인트

□ 엉덩관절 밸런스

□ 무릎관절 밸런스

□ 발목관절 밸런스

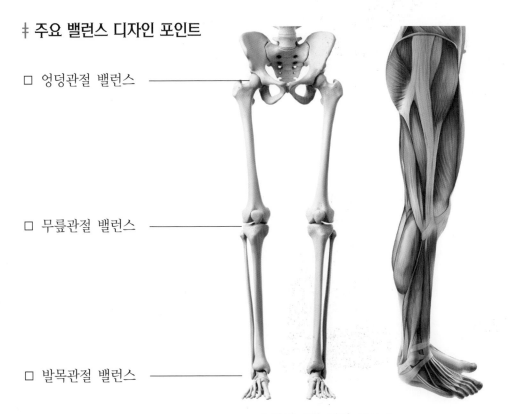

| 다리 3대 관절 구조 |

★ 발 밸런스 평가

‡ 연관된 관절

엉덩관절, 무릎관절, 발목관절

‡ 밸런스 평가

엉덩관절 밸런스 평가

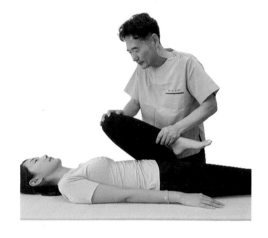

굽힘 : 엉덩허리근(작은허리근, 큰허리근,
　　　엉덩근)
① 평가자는 대상자의 무릎과 발목을 잡고,
　대상자의 몸쪽으로 엉덩관절을 굽힘하고
　평가한다.

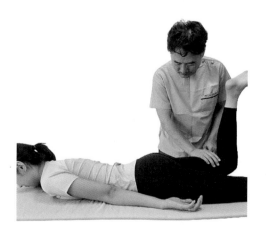

폄 : 큰볼기근, 반힘줄근, 반막모양근, 넙다
　　리두갈래근
① 대상자는 윗쪽으로 엉덩관절을 폄하고
　평가자는 넙다리 끝부분을 누르면서 평
　가한다.

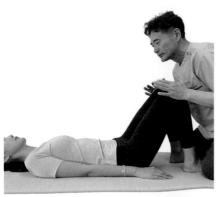

벌림 : 중간볼기근

① 대상자는 무릎을 바깥쪽으로 벌림하고, 평가
　자는 대상자의 무릎 바깥쪽을 잡고 저항한다.

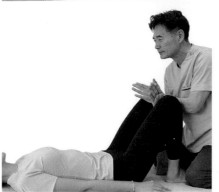

모음 : 긴·짧은모음근, 큰모음근, 두덩근

① 대상자는 다리를 벌림 상태에서, 평가자는
　대상자의 무릎 안쪽을 잡고 저항하고, 대상
　자는 무릎을 안쪽으로 모음한다.

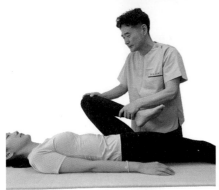

가쪽돌림 : 가쪽돌림근

① 평가자는 대상자의 무릎과 발목을 잡고, 대
　상자의 엉덩관절을 가쪽으로 돌림하면서 평
　가한다.

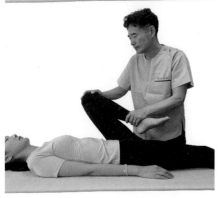

안쪽돌림 : 작은볼기근

① 평가자는 대상자의 무릎과 발목을 잡고, 대
　상자의 엉덩관절을 안쪽으로 돌림하면서 평
　가한다.

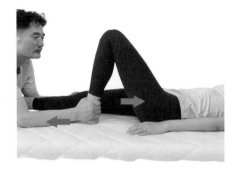

굽힘 : 넙다리두갈래근, 반힘줄근, 반막모양근

① 대상자는 몸쪽으로 당김하고, 평가자는 대상
　자의 발목을 잡고 저항한다.

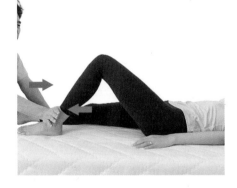

폄 : 넙다리네갈래근(넙다리곧은근, 가/안쪽 중
　간넓은근)

① 대상자는 무릎을 폄하고, 평가자는 대상자의
　발목을 잡고 저항한다.

82

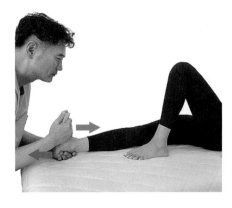

발등 굽힘 : 앞정강근, 엄지발가락 폄근, 긴발가락
　폄근

① 대상자는 발목을 발등쪽으로 굽힘하고, 평가
　자는 대상자의 발등을 잡고 저항한다.

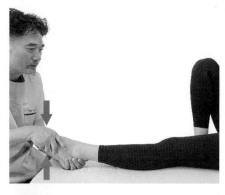

발바닥 굽힘 : 장딴지근, 가자미근, 장딴지빗근

① 대상자는 발등쪽으로 굽힘하고, 평가자는 대
　상자의 발등을 폄 상태로 잡고 저항한다.

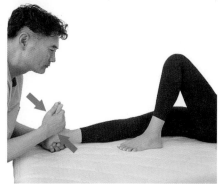

엉덩관절 모음, 무릎관절 폄, 발목 안쪽 돌림 :
엉덩관절 모음근, 발목 안쪽돌림근

① 대상자는 무릎을 폄 상태에서 발목을 직각으
　로 만든 상태에서 안쪽으로 돌림하고, 평가
　자는 대상자의 발을 잡고 저항한다.

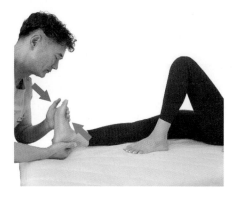

엉덩관절 벌림, 무릎관절 폄, 발가쪽 돌림 :
엉덩관절 벌림근, 발목 가쪽돌림근

① 대상자는 무릎을 폄 상태에서 발목을 직각으
　로 만든 상태에서 가쪽으로 돌림하고, 평가
　자는 대상자의 발을 잡고 저항한다.

발목 가쪽 돌림 : 긴종아리근, 짧은종아리근, 제
3종아리근

① 대상자가 발목을 안쪽으로 돌림 상태에서 평
　가자는 대상자의 발등을 잡는다.

② 대상자가 발목을 가쪽으로 돌림할 때 평가자
　는 대상자의 발등을 잡고 저항한다.

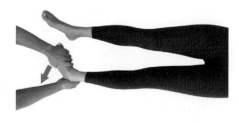

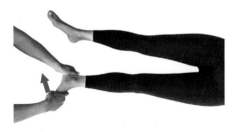

발목 안쪽 돌림 : 앞정강근, 뒤장강근

① 대상자가 발목을 가쪽으로 돌림 상태에서 평
　가자는 대상자의 발등을 잡는다.

② 대상자가 발목을 안쪽으로 돌림할 때 평가자
　는 대상자의 발등을 잡고 저항한다.

★ 발 밸런스 디자인(재활) 치료법

　발 밸런스는 다리의 3대 관절(엉덩관절, 무릎관절, 발목 관절)을 하나의 관절로 인
식하고 평가 및 재활하는 것이 의미한다. 전체 밸런스 디자인에서 보행과 발 밸런스를
제일 먼저 평가하고, 발 밸런스 중에서는 발목, 무릎, 엉덩관절 순으로 평가한다.

★ 밸런스 질환

– 엉덩관절 질환 : 골관절염, 무혈성괴사, 엉덩관절 통증

– 무릎 질환 : 퇴행성관절염, 십자인대파열, 연골판 파열, 무릎뼈 통증, 무릎 통증

– 발목, 발관절 질환 : 발목삠, 족저건막염, 아킬레스 건염, 무지외반증, 발가락 신
　경통

‡ 발 밸런스 질환의 치료 원칙

첫째, 통증(염증)이 너무 심하면 약물과 주사로 먼저 통증을 조절하라.

둘째, K-맥킨지 허리 폄 운동으로 척추와 골반의 불균형을 바르게 하라.

셋째, 발아치 걷기와 발 밸런스 치료적 운동으로 생활습관을 교정하라.

‡ 엉덩관절 밸런스 – 엉덩관절 뼘, 골관절염, 넙다리뼈머리 괴사

골반과 넙다리뼈 연결을 엉덩관절(고관절)이라 한다. 상체의 하중을 양쪽 다리로 분산하는 관절이다. 골반 밸런스를 잡아주는 역할을 하므로 허리 질환과 골반 질환의 필수 평가 사항이다. 어깨관절은 볼과 소켓 중 볼이 크기 때문에 안정성보다 운동성이 우세하고, 엉덩관절은 반대로 소켓이 볼보다 크기 때문에 운동성보다 안정성이 우세한 관절이다.

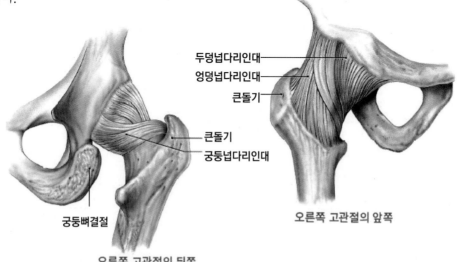

두덩넙다리인대
엉덩넙다리인대
큰돌기

큰돌기
궁둥넙다리인대

궁둥뼈결절

오른쪽 고관절의 뒤쪽

오른쪽 고관절의 앞쪽

엉덩관절 인대

엉덩관절 뼘 자세는 격자 형태로 꼬여 강하게 관절을 잡아주고, 굽힘 자세는 인대가 직선이 되면서 유연해지는 구조이다. 임상에서는 뼘 평가는 하지 않고 주로 굽힘 자세에서 벌림, 모음, 회전 평가와 (재활)치료를 한다.

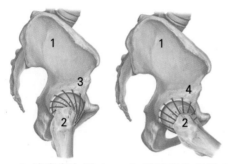

1. 골반뼈
2. 넙다리뼈머리
3. 인대 격자형태
4. 인대 일자형태

| 엉덩관절 뼘 | | 엉덩관절 굽힘 |

골반과 넙다리 관절의 불균형으로 인한 관절 운동성 제한, 기능 부전, 조직 변성, 병적 증상, 통증으로 진행된 것이다.

특히 넙다리뼈머리에 혈액 공급이 제한되어 괴사로 오랫동안 진행되면, 골관절염의 말기 치료와 동일하게 인공 관절 치환술을 해야 한다. 엉덩관절의 가쪽·안쪽돌림으로 넙다리뼈머리가 돌림하면, 골 단면에 들어가는 혈관이 압박을 받아 혈액 공급이 제한을 받는다. 여성은 넙다리뼈의 골다공증(뼈끝이 아프고, 실금이 가도 잘 모름), 남성은 넙다리뼈 머리괴사가 많다.

남성은 팔자걸음, 여성은 하이힐을 많이 신으면 넙다리뼈머리 괴사가 많이 발병한다. 엉덩관절 불균형이 구조적인 원인이다. K-맥킨지 허리 폄 운동이 예방 및 치료적 운동법이다.

86

엉덩관절과 목관절 운동성 제한

깊은 앞 밸런스 선의 보상시스템을 인지하면 허리와 목 치료의 다른 길이 보인다.

엉덩허리근의 원인으로 허리와 엉덩관절의 통증과 운동성 제한이 긴머리근, 긴목근으로 연결되어 목 관절의 통증과 운동성 제한으로 연결되기도 한다. 역으로 연결되기도 한다.

임상에서 엉덩관절의 통증과 운동성 제한이 심하여 평가와 치료가 힘들 경우에 먼저 목의 심부근육(긴머리근, 긴목근)을 치료하면 엉덩관절의 통증과 운동성과 통증을 조절하는데 많은 도움이 된다. 반대로 목관절의 통증 조절에도 이용하가도 한다.

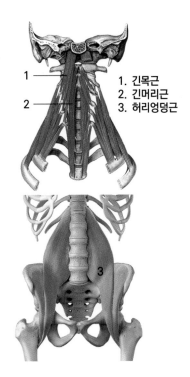

1. 긴목근
2. 긴머리근
3. 허리엉덩근

| 목과 허리 근막 연결 |

‡ 무릎 밸런스 - 퇴행성 관절염, 연골판·십자인대·가쪽인대 손상

모든 무릎 질환의 종착역은 퇴행성
관절염으로 관절 간격이 좁아져 운동
성 제한과 통증으로 삶의 질이 최악의
상태가 된다. 통증은 관절 연부조직에
서 주로 발생한다. 만성 퇴행성 무릎질
환은 무릎 관절 치료만으로는 좋아지지
않는다. 다리 3대 관절을 동시에 치료
를 해야 완성되는 보상 시스템이다.

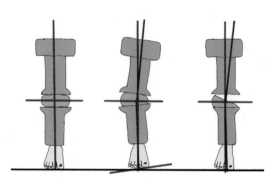

| 다리 3대 관절 밸런스 구조 |

무릎 퇴행성관절염은 보상 시스템 강화가 우선이다

무릎 관절의 오랜 불균형으로 엉덩관절, 발목 관절이 보상하여 과도하게 사용된다.
보상된 관절 밸런스와 무릎 연부조직을 동시에 치료하면 통증이 자연스럽게 줄어든다.
무릎 관절의 퇴행이 복구된 것보다는 보상 시스템이 강화, 복구된 것이다. 인공관절 사
용 기간은 약 20년으로 추정한다. 인공관절 수술환자들은 다리 3대 관절 밸런스 관리
에 집중하면 20년 이상 더 사용할 수 있다.

무릎 환자는 발끝 부딪히기 운동을 절대 하지마라!

발끝 부딪히기 운동이 무릎환자를 제외한 정상적인 사람에게는 엉덩관절 운동과 전
신 순환에 도움을 주는 운동이다.

무릎관절에는 2개의 곁 인대가 관절의 굽힘, 폄, 가쪽돌림, 안쪽돌림의 운동성을 지
지하고 있다. 발끝 부딪히기 운동은 곁 인대를 과도하게 돌림하는 운동으로 경첩 관절
인 무릎관절의 안정화 기능을 약화시키고, 무릎의 불균형을 가중시키는 무릎 손상 운동
이다. 경첩관절을 사용하는 출입문을 위. 아래로 과도하게 움직이면 경첩이 견디지 못
하고 파손되는 시스템과 동일하다.

★ 발목 관절 밸런스 디자인(재활)

발목 관절 밸런스 안정화가 인체 밸런스의 근본이다. 7개의 세로 근육근막 라인(팔 밸런스 선 제외)의 출발점이자 끝점이 발끝이다.

시니어가 되면 대부분이 발목 안쪽 굽음 변형으로 전위되어 임상에서 원인이 없는 특발성 근·골격계 만성 질환의 가장 많은 구조적인 원인이다.

근육근막경선, 외측선으로 머리 꼭지돌기, 목, 옆구리, 골반, 발목으로 연결되어 전방선, 후방선을 조정하는 역할을 한다.

발목 변형은 발목관절, 무릎관절, 고관절, 골반을 동시에 밸런스 디자인(재활)해야 하는 고질적인 만성 질환이다. 관절 교정이 아주 중요하다. 특히 종아리관절의 변형을 바르게 해야 발목관절의 교정이 완성이 된다.

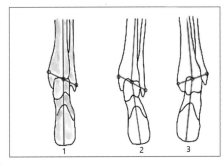

1. 정상
2. 발목 가쪽 굽음
3. 발목 안쪽 굽음
   (가장 많은 변형)

| 발목관절 변형 |

발목 인대 환자가 많은 이유

발목 인대 손상과 파열 환자가 많아졌다. 생활환경이 예전에 비해 좋아진 것이 가장 큰 원인이다. 현대인들은 일상생활에서 비포장도로, 울퉁불퉁한 도로, 흙길을 보행할 기회가 없어 인대의 저항 능력이 약화되어 있다. 그래서 조금만 발목이 삠해도 손상이 크게 발병된다. 평소에 발 밸런스의 치료적 운동을 통해 근육과 인대를 튼튼하게 유지해야 한다.

발목 관절 삠, 아킬레스건염, 족저근막염을 우습게 보지 마라!

운동과 일상생활에서 발목 관절 밸런스가 정상 범위를 벗어나는 것을 방지하는 첫 번째 시스템이 인대 손상, 즉 삠(좌상) 증상이다. 인대 회복은 재활이 완성되어도 최대 80~90%이다. 관절의 안정화가 되지 않으면 습관성 발목 삠으로 진행되어 엉덩관절, 무릎 관절 통증, 족저근막염의 원인이 된다.

아킬레스건염, 발목삠, 족저근막염은 통증을 다양하게 치료하지만 재발을 반복하면서 만성 질환이 되어 고생한다. 통증 부위와 함께 발목·무릎·엉덩관절(골반)까지 보상되어 밸런스 전체를 평가하고 치료해야 하는 다리 보상 시스템 질병이기 때문이다.

만성 아킬레스건염, 족저근막염, 발목 삠은 치료사의 강력한 도수 저항운동법과 발 밸런스 치료적 운동법으로 충분히 치료 가능한 밸런스 통증 질환일 뿐이다.

★ '다리 순환 장애' 밸런스 디자인(재활)

동맥이 압박되어 다리에서 순환장애 증상이 나타나는 원인은 크게 5가지로 분석된다.
먼저 전체 밸런스 평가 및 치료한다.
다음의 압박 부위에 밸런스 평가와 재활을 하면 좋아 질 것이다.

‡ 가로막아래 배(복)대동맥 압박

» 당뇨 질환자의 발이 뜨겁고, 화끈거리는 증상(실제로 발은 차가운 증상)

» 십이지장과 췌장이 배(복)의 대동맥을 압박

» 골반, 엉덩관절 밸런스 재활과 복부 근육 마사지

‡ 서혜부 넙다리동맥 압박

» 생리 때 배가 아픈 증상

» 골반, 엉덩관절 밸런스 재활과 복부 근육 마사지

‡ 큰모음근 열공 압박

» 생리가 안 터지면서 머리가 아픈 증상

» 골반, 엉덩관절 밸런스 재활과 큰모음근 마사지(차단되었던 생리혈이 터짐)

‡ 가자미근 열공 압박

» 발이 차거나 시림 증상

» 무릎 관절 밸런스 재활과 무릎 뒤 심부의 가자미근 마사지

‡ 발꿈치 안쪽 압박

» 발허리뼈 부정렬(발등뼈 튀어나옴), 발목 통증, 소화 불량 증상

» 발목 관절 불균형으로 다리 전체 관절 밸런스 재활

* 열공(裂孔) : 상피의 층 또는 세포사이에 있는 내용물이 없는 작은 틈새, 가는 틈, 움푹 들어간 부분.

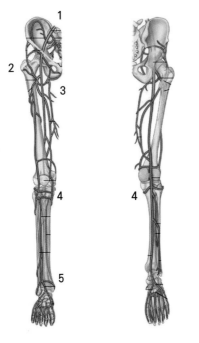

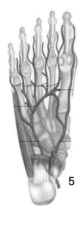

1. 가로막 아래 복대동맥 압박
2. 서혜부 넙다리동맥 압박
3. 큰모음근 열공 압박
4. 가자미근 열공 압박
5. 발꿈치 안쪽 압박

| 다리 순환 장애 압박 포인트 |

★ 발아치 걷기와 밸런스 디자인(재활)

걷기는 발에서 머리까지 연결된 7개의 근육근막 세로 라인을 활성화하는 전신운동으로 시니어들이 가장 많이 해야 하는 필수 운동이다. 걷기 운동은 단순 유산소 운동이 아니라 뇌 질환 예방과 치료적 운동으로 엄지발가락이 마지막으로 체중을 지지하면서 몸을 앞으로 추진하고, 발아치를 스트레칭하는 전신 운동이다.

⧨ 발아치 걷기 운동

실내에서 정상적인 보행을 위한 기초 발 밸런스 치료적 운동이다.

발가락 굽힘으로 걷다가, 불편하면 다시 폄으로 걷는 운동으로 실내에서 뒷짐 지고 목과 어깨를 펴고 제자리 걷기 또는 가볍게 걷는 운동이며, 발가락 굽힘과 폄을 교대로 걸으면 발가락, 발목, 엉덩관절, 골반까지 하나의 밸런스를 유지하는 치료적 운동이다. 또한 대중교통에서 이동할 때 발아치 자세로 서 있어도 효과적이다.

⧨ 밸런스 걷기 운동

발의 올바른 자세

» 가볍게 발등을 굽힌다(발뒤꿈치가 자연스럽게 지면에 닿는다). −발바닥 그림1

» 발바닥 전체가 지면에 닿는다(한 다리로 무게중심을 잡는다). −발바닥 그림2

» 발 앞부분과 발가락 전체가 지면에 닿는다 (발뒤꿈치가 지면에서 떨어진다). −발바닥 그림3

» 마지막에 엄지발가락이 체중을 지지하면서 걷는다(엄지발가락이 지면을 밀어내는 힘으로 몸을 앞으로 이동한다). −발바닥 그림4

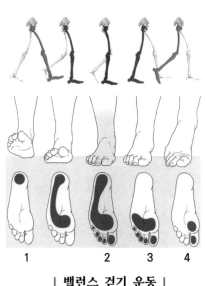

| 밸런스 걷기 운동 |

팔의 올바른 자세

> 가볍게 주먹을 쥐고, 엄지손가락이 전방으로 향하게 하여 걷는다. (어깨를 벌리고)

> 어깨는 최대한 폄, 뒤쪽 방향으로 힘차고 흔들면서 걷는다. 팔꿈치는 가능하면 폄한다. 뒤쪽방향으로 만 집중하라. (뒤쪽으로 폄한 만큼 앞쪽으로 굽힘된다)

머리의 올바른 자세

> 전방 15도를 바라보면, 목이 자동으로 폄되는 자세로 걷는다.

‡ 계단 걷기 운동

근·골격계 질환으로 달리기, 빠른 걸음으로 보행이 어려울 경우에 근력 강화 운동이면서 심폐 기능을 활성하는 효과적인 운동이 계단 걷기이다.

계단을 내려올 때가 평지 보행보다 3배 이상 하중이 가중되어 무릎, 발목 관절에 부담이 된다. 그래서 내려올 때 반드시 엘리베이트를 이용하거나 뒤로 내려온다. 뒤로 계단을 내려오는 방법은 숙달될 때까지 손으로 난간을 잡고 충분히 연습 한 이후에 활용한다. 계단 걷기는 계단 높이가 낮고 일정해야 관절에 무리가 가지 않는다. 오래된 건물들의 계단은 높이가 일정하지 않아 계단 운동에 적합하지 않다.

‡ 비정상적 걷기 운동

'엉덩이를 흔들고 걷는다' 것은 엉치엉덩관절 운동성이 제한되고 중간볼기근이 약화된 경우의 대표적인 보행이다. '터벅터벅 걷는다' 것은 통신발을 신고 걸을 때처럼 발아치 운동성이 제한되어 터벅터벅 소리를 내면서 걷는 보행이다.

★ 발아치 걷기 & "5 밸런스 디자인(재활)" 메커니즘

» 걷기의 마지막 체중 지지는 엄지발가락 굽힘이다.

» 골반 능선과 골반 밑면을 엄지발가락이 잡아주고 있다.

» 엄지발가락 운동이 골반관절(엉치엉덩관절) 운동성을 활성화한다.

» 골반관절 활성화가 척추를 바르고 정렬하고, 머리뼈(나비뼈와 뒤통수뼈) 움직임 과 뇌 운동성을 활성화한다.

» 뇌 운동성 활성화가 뇌 질환의 예방 및 치료적 운동법이다.

★ 구조 및 치료적 분석

관절의 기본 운동성

엉덩관절 굽힘은 가쪽돌림 동반, 엉덩관절 폄은 안쪽돌림 동반

무릎관절 굽힘은 안쪽돌림 동반, 무릎 관절 폄은 가쪽돌림 동반

다리(대퇴) 앞쪽 근육

넙다리 빗근, 넙다리네갈래(근넙다리곧은근, 중간넓은근, 안쪽넓은근, 가쪽넓은근)으로 구분하며, 무릎 밸런스의 핵심 근육이다.

넙다리빗근

엉덩관절과 무릎관절 2개의 관절을 연결한다. 인체에서 가장 긴 근육이며, 일명 양 반다리 자세 근육이라고 한다. 엉덩관절의 굽힘, 벌림, 가쪽돌림을 보조하는 근육이지 강력하게 작용하지는 않는다.

넙다리곧은근

무릎을 움직일 때 뚝 소리는 나는 것은 넙다리곧은근 힘줄의 움직임 소리가 대부분 이다. 넙다리곧은근을 마사지하면 도움이 된다. 무릎뼈 불균형과 굽힘 제한에 영향을 준다.

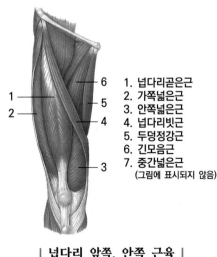

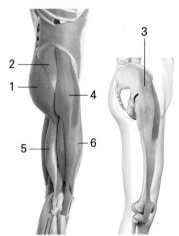

1. 넙다리곧은근
2. 가쪽넓은근
3. 안쪽넓은근
4. 넙다리빗근
5. 두덩정강근
6. 긴모음근
7. 중간넓은근
(그림에 표시되지 않음)

1. 큰볼기근
2. 중간볼기근
3. 엉덩정강근막띠
4. 넙다리근막긴장근
5. 넙다리두갈래근
6. 가쪽넓은근

| 넙다리 앞쪽, 안쪽 근육 | | 넙다리 옆쪽 근육 |

중간넓은근

다리뼈 전체를 둘러싸고 있다. 즉 넙다리곧은근, 가쪽·안쪽넓은근이 중간넓은근을 둘러싸고 있다. 넙다리의 깊은 통증은 중간넓은근의 골막 통증이다. 무릎 뒤쪽 부종과 물이 찰 때는 중간넓은근을 마사지하면 줄어든다. 무릎 앞쪽 부종은 무릎 뒤쪽을 마사지한다.

내·외측근간중격

넙다리를 싸고 있는 막을 잡아준다. 넙다리뼈 머리가 틀어지면 근간중격이 틀어진다.

넙다리의 모든 근육을 '큰볼기근 근막'이 싸고 있다.

큰볼기근을 싸고 있는 막이 다리 전체를 둘러싸고 있다. 막 안에 넙다리근막긴장근과 넙다리빗근이 있다. 골반의 엉덩뼈능선을 Y자로 잡고 있다. 막 속에 있어 가늘고 길어도 힘을 낼 수 있는 구조이다. 근막을 잡아주는 곳이 외·내측근간중격이다(외측근간중격 + 넙다리뼈 + 내측근간중격).

팔의 외측근간중격은 가슴우리(흉곽) 입구를 잡고 있고, 내측근간중격은 액와(겨드랑이)를 잡고 있다.

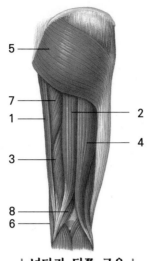

	1. 두덩정강근
	2. 반힘줄모양근
	3. 반막모양근
	4. 넙다리두갈래근
	5. 큰볼기근
	6. 넙다리빗근
	7. 큰모음근
	8. 반막모양근

| 넙다리 뒤쪽 근육 |

엉덩정강근막띠(장경인대)

엉덩뼈능선 → 엉덩정강근막띠Y → 무릎 관절(정강뼈, 종아리뼈)

엉덩정강근막띠 Y형 = 큰볼기근천층 + 엉덩뼈능선 + 넙다리근막긴장근

햄스트링 근육(넙다리 뒤쪽 근육)

넙다리두갈래근, 반힘줄모양근, 반막모양근을 햄스트링 근육이라고하며, 엉덩관절 폄, 무릎 굽힘 근육이다.

모음근(두덩근, 긴·짧은모음근, 큰모음근)

모음근은 골반뼈 앞부분에서 시작하여 넙다리뼈 뒤쪽에 연결되어 있다. 넙다리가 안쪽돌림하면 뒷면에서 감고 돌기 때문에 골반 운동성에 제한을 받는다. 넙다리 안쪽돌림 불균형은 여러 질환의 구조적 원인이 된다. 특히 여성의 성(性) 질환과 연관성이 많다.

큰모음근

여성의 큰모음근과 남성의 큰볼기근은 '행복 시작, 불행 끝'이라 표현하는 성(性)과 가장 관련 깊은 근육이며, 골반을 안정화 근육이다. 큰모음근의 밸런스가 무너지면 골반 밸런스도 무너지므로 강화 운동이 매우 중요하다. 넙다리동맥이 큰모음근 열공 (hiatus)을 앞에서 뒤로 통과하여 종아리와 발바닥으로 내려간다. 생리가 안 나올 때 마사지를 하면 생리 시작에 도움이 된다.

이상근(엉치뼈 - 넙다리뼈머리)

엉덩관절 가쪽돌림 근육이다. 누워서 다리(발)의 과도한 가·안쪽 돌림은 엉치뼈와 넙다리뼈머리의 운동성을 제한한다.

이상근 증후군

엉덩관절의 과도한 가·안쪽 돌림으로, 이상근 아래로 지나는 궁둥신경을 압박하는 것을 의미한다. 저녁에 잘 때 발이 화끈거리고, 절절거리고, 걸어 다닐 때 고춧가루 뿌린 것처럼 아프다고 표현하는 증상이다. 두 다리(발)이 동일 방향으로 가·안쪽 돌림이 되면 엉치뼈 운동성이 제한되고, 머리뒤통수뼈의 운동성도 제한되어 뇌 관련 질환에 영향을 미친다. 골반 밸런스 디자인과 이상근 불균형을 함께 치료한다.

관절주머니(관절낭) - 무릎에 물이 찬다.

무릎관절근이 골막에서 물주머니를 잡고 있다. 중간넓은근이 관절주머니를 덮고 있다. 무릎 관절 문제는 반드시 넙다리네갈래근을 먼저 평가하고 치료해야 한다. 앞에 물이 차면 뒷면을 핀칭해주고(유착된 근육근막을 꼬집어서 흔들어주기) 중간넓은근을 치료한다. 뒤에 물이 차면 앞면을 핀칭해주고 중간넓은근을 치료한다. 관절주머니는 앞·뒤 연결되어 물의 흐름이 무릎 상태에 따라 자유롭게 순환한다.

반월상연골판

반월상연골판의 근막은 연골외막(섬유성막)까지 혈관이 있고, 내막(윤활성막)에는 혈관이 없고 윤활액을 생성한다. 연골판 내막에는 모세혈관이 없어 스며드는 흡수방식

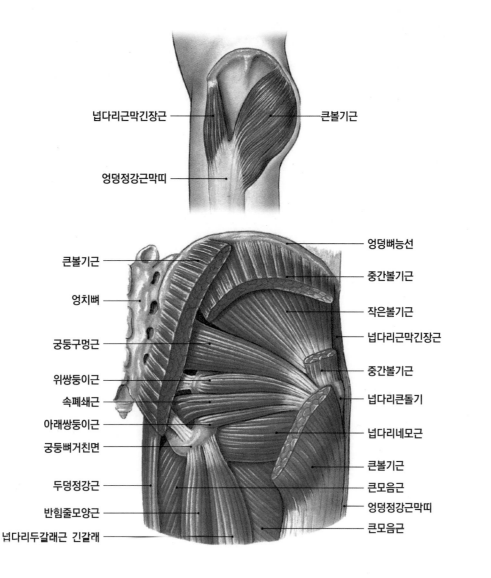

넙다리근막긴장근

큰볼기근

엉덩정강근막띠

큰볼기근

엉치뼈

궁둥구멍근

위쌍둥이근

속폐쇄근

아래쌍둥이근

궁둥뼈거친면

두덩정강근

반힘줄모양근

넙다리두갈래근 긴갈래

엉덩뼈능선

중간볼기근

작은볼기근

넙다리근막긴장근

중간볼기근

넙다리큰돌기

넙다리네모근

큰볼기근

큰모음근

엉덩정강근막띠

큰모음근

으로 혈액이 공급되어 혈액이 거의 없다. 무릎 통증은 연골판 통증보다는 연부조직의 통증을 의미한다.

무릎 바깥 인대

안쪽 바깥인대는 연골판에 붙어있고, 가쪽 바깥인대는 연골판에 분리되어 있다. 안쪽바깥인대와 연골판이 가쪽 바깥인대보다 손상이 많은 구조이다. 십자인대 파열 시 연골판과 안쪽 바깥인대가 동시에 손상을 받는 경우도 많다.

가자미근

다리의 혈액 순환장애는 가자미근 열공과 연관이 많다. 인체의 수평축(턱관절, 발꿈치뼈, 췌장라인)에도 작용한다. 가끔 가자미근 치료 시 턱관절 통증과 불편감을 호소하는 경우도 있다. 턱관절을 벌릴 때 소리가 나거나 통증은 외측선, 엉치뼈, 가자미근 밸런스 디자인(재활)을 하면 효과가 좋다. 턱관절이 목뼈2번과 연결되어 있다.

다리 경련(쥐. 강축. spasm)

경련이 일어나는 조직보다 더 강하게 조직을 압박하면서 다리 전체를 스트레칭한다. 반복되는 경련은 중간볼기근, 엉덩허리근을 자극한다.

경련 조직의 위치가 가쪽 종아리 통증이면 중간볼기근, 안쪽·뒤쪽 종아리 통증이면 엉덩허리근을 집중 재활한다.

가쪽·안쪽 복사뼈 주변에 체액이 고여 있는 경우

발목, 무릎 관절 밸런스를 디자인(재활)한다. 특히 긴·짧은종아리근의 집중 재활이 필요하다.

발 힘의 방향(그림)

목말뼈 → 1,2,3번째 발가락 → 전·후 밸런스

발꿈치뼈 → 4,5번째 발가락 → 좌·우 밸런스

바로 서 있을 때 체중 지지는 발꿈치뼈에서 2번째 발가락이 중심이다.

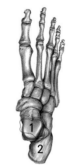

1. 목말뼈
2. 발꿈치뼈

| 발의 힘의 방향 |

발 바닥활

가로활, 세로활로 구성되어 있다.

세로활은 3단계 구조이며, 발꿈치뼈가 틀어지면 3단계 다 틀어진다.

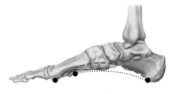

| 3개의 발 세로활 |

가로활이 무너진 경우

뒤쪽 어깨 통증, 무지외반증, 발가락발허리 관절 폄 증상으로 발가락에 힘이 안 들어간다. 하이힐 발은 발가락 앞쪽이 모이면서, 발허리뼈가 넓어진다. 발아치 걷기가 치료적 운동법이다.

평발

발의 안쪽 세로활이 무너질 때 발병한다. 발뒤꿈치부터 엄지발가락까지 '세로활 스트레칭'으로 걸어야 한다. 발아치 걷기가 치료적 운동법이다.

무지외반증

가로활이 무너질 때 발병한다. 보조기와 1.2.3 원인에 따른 밸런스 디자인(재활)을 꾸준히 하면 통증없이 일상생활을 할 수 있다. 특히 엄지발가락의 교정과 발아치 걷기가 제일 중요하다. 발가락 보조기를 사용하면 도움이 많이 된다.

1. 골반 불균형
2. 엄지 지지 근육 불균형(앞정강근, 엄지폄근, 엄지굽힘근)
3. 내재 근육 불균형(엄지모음근, 엄지벌림근)

발꿈치뼈 통증

다리 3대 관절을 밸런스 디자인(재활)을 해야 된다. 특히 종아리 뒤쪽 근육 가자미근과 장딴지근과 발바닥 뒤꿈치 깊은 쪽의 발바닥네모근을 자극한다. 심부에 있어 깊숙하게 파듯이 자극해야 한다.

신발의 적정 크기

시니어가 되면 발의 사이즈(넓이와 길이)가 조금 변한다. 가능한 가로 폭이 넓은 신발을 찾아 직접 신어보고 꼼꼼히 선택해야 한다. 특히 가로 폭이 넓은 신발이 하중의 좌·우 밸런스에 도움이 되어 보행이 안정적이다.

항상 발꿈치가 갈라진다

발꿈치로 체중 지지가 안 되기 때문에 생기는 증상이다. 올바른 걷기를 하면 발꿈치 체중 지지가 되어 갈라지지 않는다(체액이 부족할 때도 발꿈치가 갈라진다).

동맥은 발이 차가운 증상, 정맥은 발이 붓는 증상에 영향을 미친다

발이 차다는 증상은 혈액 공급 안 되는 것이며, 발이 뜨겁다 증상은 혈액이 집중되어 과다 공급되는 것이다. 발이 붓는다는 것은 정맥 순환의 문제가 가장 많으며 발목 교정과 함께 발아치 걷기, 밸런스 걷기를 꾸준히 하면 좋아 질 것이다.

냉기가 나오는 발

첫 번째 발허리뼈와 두 번째 발허리뼈 사이 골사이근과 발가락 끝을 자극하여 혈액 순환을 활성화한다. 골 사이근은 혈액 공급 작용을 한다.

‡ 밸런스 디자인 포인트 요약

» 골반의 마름모 구조와 근육 연결

» 1) 두덩뼈 – 궁둥뼈 구간 사이 부착 근육 : 두덩근, 긴. 짧은모음근, 큰모음근, 두덩정강근

» 2) 궁둥뼈 – 꼬리뼈 구간 사이 부착 근육 : 넙다리두갈래근, 반막모양근, 반힘줄모양근

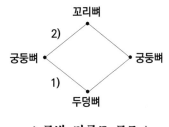

| 골반 마름모 구조 |

‡ 엉덩관절 디자인 포인트

1. 굽힘 : 작은허리근, 큰허리근, 엉덩근

» 작은허리근(허리뼈 – 샅고랑인대)

» 큰허리근(허리뼈 − 넙다리뼈 작은돌기)

» 엉덩근(엉덩뼈 − 넙다리뼈 작은돌기)

2. 폄 : 큰볼기근, 반힘줄근, 반막모양근, 넙다리두갈래근

» 큰볼기근(엉치뼈, 엉덩뼈 − 넙다리뼈, 엉덩정강근막띠)

» 반힘줄근, 반막모양근(엉덩뼈거친면 − 정강뼈)

» 넙다리두갈래근(엉덩뼈거친면, 넙다리뼈 − 종아리뼈)

3. 벌림

» 중간볼기근(엉덩뼈능선 − 넙다리뼈큰돌기)

4. 모음

» 모음근(골반 앞부분 − 넙다리뼈 뒷부분)

5. 가쪽돌림

» 가쪽돌림근(엉치뼈 앞면, 궁둥뼈, 궁둥뼈 폐쇄구멍 − 넙다리뼈큰돌기)

6. 안쪽돌림

» 작은볼기근(엉덩뼈 − 넙다리뼈큰돌기)

‡ 무릎 관절 디자인 포인트

1. 굽힘 : 넙다리두갈래근, 반힘줄근, 반막모양근

» 넙다리두갈래근(엉덩뼈거친면, 넙다리뼈 − 종아리뼈)

» 반힘줄근, 반막모양근(엉덩뼈거친면 − 정강뼈)

2. 폄 : 넙다리곧은근, 가·안쪽중간넓은근, 넙다리근막긴장근

» 넙다리곧은근(골반 아래앞엉덩뼈가시 − 정강뼈거친면)

» 안·가쪽중간넓은근(넙다리뼈 − 정강뼈거친면)

» 넙다리근막긴장근(엉덩뼈능선 − 엉덩정강근막띠)

‡ 발목 관절 디자인 포인트

1. 발등 굽힘근 : 앞정강근, 엄지발가락폄근, 긴발가락폄근, 제3종아리근

  » 앞정강근(정강뼈바깥쪽 – 제1발허리뼈바닥, 제1쐐기뼈)

  » 엄지발가락폄근(종아리뼈, 뼈사이막 – 엄지발가락 끝마디뼈)

  » 긴발가락폄근(정강뼈, 뼈사이막 – 제2~5번 발가락 끝마디뼈)

  » 제3종아리근(종아리뼈 – 제5발허리뼈)

2. 발바닥 굽힘근 : 장딴지근, 가자미근, 장딴지빗근

  » 장딴지근(넙다리뼈안·가쪽위관절융기 – 아킬레스건, 발꿈치뼈)

  » 가자미근(정강뼈 – 아킬레스건, 발꿈치뼈)

  » 장딴지빗근(넙다리뼈가쪽위관절융기 – 아킬레스건, 발꿈치뼈)

3. 안쪽 회전 앞정강근 뒤장강근

  » 앞정강근(정강뼈 바깥쪽 – 제1발허리뼈바닥, 제1쐐기뼈)

  » 뒤장강근(정강뼈, 종아리뼈 사이막 – 발배뼈, 발허리뼈)

4. 가쪽 회전 : 긴종아리근, 짧은종아리근, 제3종아리근

  » 긴종아리근(종아리뼈 가쪽, 위 2/3 – 제1발허리뼈, 제1쐐기뼈)

  » 짧은종아리근(종아리뼈 가쪽, 아래 2/3 – 제5발허리뼈)

  » 제3종아리근(종아리뼈 – 제5발허리뼈)

호흡 밸런스(Breathing Balance)

인체의 호흡은 폐호흡과 두개골 호흡으로 나눈다. 숨을 다할 때까지 두 호흡의 밸런스로 생명을 유지한다. 폐호흡은 가로막(횡격막)으로 하는 호흡이고 두개골 호흡은 뇌 척수막의 순환과 함께하는 호흡이다.

폐 호흡은 3단계 패턴으로 가슴(흉식)호흡과 배(복식)호흡 구분한다. 숨을 들이쉴 때 가슴이 벌어지면 가슴호흡이고, 가로막(횡격막)이 아래로 복부근육을 이용해서 하는 호흡이 복식호흡이다.

마음, 어깨, 골반, 다리 밸런스를 바르게 유지하려는 궁극적인 목적은 호흡의 3단계 패턴을 자연스럽게 유지하고, 잠 잘 때 반드시 코로 호흡하는 습관을 만들어 건강하고 행복한 삶을 영위하는 것이다.

103

★ 호흡은 가슴(흉식)호흡과 배(복식)호흡을 자연스럽게 하는 것이 가장 이상적이다.

호흡은 1·2·3 단계로 순차적으로 이론적 구분을 하지만, 일상생활에서의 호흡은 동시에 자연스럽게 이루어진다. 즉 가슴 호흡, 배 호흡을 리드미컬하게 하는 것이다.

최근에 원인 모를 두통과 가슴통 등 다양한 증상으로 방문하여 평가를 해보면 호흡의 3단계 패턴이 원활하지 못하여 발생한 증상으로 분석된다.

1) 1단계 – 복식호흡(아래 폐엽)

공기가 폐의 아래로 이동하면서 가로막(횡격막)이 수축한다.

2) 2단계 - 아래 가슴우리 호흡(가운데 폐엽)

폐의 아래와 중간부에 공기가 들어가면서 아래 갈비뼈가 팽창한다. 바깥갈비사이 근이 수축하면서 갈비뼈를 들어 올린다. 척추를 중심으로 아래 앞·뒤 갈비뼈부 터 서서히 팽창한다.

3) 3단계 - 위 가슴우리 호흡(위 폐엽)

공기가 계속 채워지면서 위의 갈비뼈도 팽창하고 복장뼈도 움직인다. 갈비뼈가 상승하면서 마지막에는 약간의 척추 폄이 발생한다. 중심에 복장뼈가 있어서 많 이 벌어지지 않는다. 전체 흡기의 마지막 10~20%는 빗장뼈 부위(위 폐엽)로 채 워진다.

★ 가로막 상하 운동

호흡의 가로막 상하운동은 인체의 조직에서 가장 많은 부분을 차지하고 있는 결합 조직들에게 운동성을 부여하고, 각 장기들이 자기만의 고유한 움직임을 가질 수 있게 한다. 또한 내장기를 자연스럽게 자극하고, 마사지하는 효과도 가지고 있다.

들숨 때 가로막이 아래로 내려오면서 복부근육은 배꼽을 중심으로 8가지 방향으로 움직이고, 복강 안에 있는 장기들이 골반 아래로 밀고 내려오면 골반 아래근육은 장기 를 위한 공간을 확보해야 한다.

골반의 불균형으로 오른쪽 골반의 공간 확보가 안 되면, 가로막의 오른쪽 부분이 아 래로 덜 내려오게 된다. 이로 인해 오른쪽 폐가 들어 있는 가슴강에 충분한 공간 확보 가 되지 못해 구조적 불균형이 발생한다. 불균형이 지속되면 폐 기능 저하로 결국 병적 증상이 발생되면서 질병이 된다(왼쪽도 동일한 매커니즘이다).

★ 코의 구조와 기능

호흡의 외부 구조는 코, 입이며, 내부 구조는 폐가 중심이다.

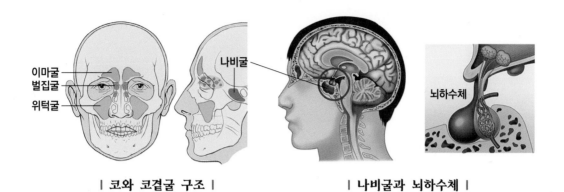

| 코와 코곁굴 구조 | | 나비굴과 뇌하수체 |

105

코의 구조는 코중격(중심벽)을 중심으로 양쪽 내면에 3단의 선반구조와 주변 얼굴 뼈, 머리뼈 안쪽에 공기로 채워진 4개의 공간(코곁굴)과 작은 구멍으로 연결되어 있다.

코곁굴(부비동)은 코를 이루는 머리뼈와 얼굴뼈로 구조되어 있으며, 뼈에 동굴처럼 비어 있는 공간을 말한다. 앞이마굴(전두동), 벌집굴(사골동), 나비굴(접형동), 위턱굴 (상악동)이다.

코곁굴은 코 안과 작은 구멍으로 연결되어 있고, 분비물의 배농과 환기 기능과 코 안의 온도, 습도, 압력을 조절하고, 공명의 기능을 촉진해 소리 자체를 매우 아름답게 만들어 주는 기능도 한다. 위턱굴 분비물의 배농이 원활하지 않고 고여서 염증으로 진 행된 질병이 축농증이다.

눈은 감으면 보지 못하여 휴식을 취하고, 귀는 잠들면 듣지 못하고, 입은 먹지 않으 면 맛의 정보를 수집하지 못하여 휴식을 취한다. 그러나 코는 생을 마감하기 전까지 끊 임없이 호흡을 유지하기 때문에 콧구멍 마다 6시간을 주기로 교대하여 휴식을 취하는 구조이다.

코 안의 혈관은 차가운 공기를 0.25초 안에 36.5도로 조절할 수 있는 구조이다. 이 러한 온도 조절 기능은 지역적 환경에 따라 코의 외형을 다르게 만든다. 더운 지방에서 는 공기가 천천히 들어올 수 있게 코 높이가 낮고, 추운 지방에서는 공기를 빨리 덥히 기 위해 혈관이 넓게 분포하는 코 높이가 높은 것이다. 코 안의 온도 조절 기능이 저하 되면 폐에 찬 공기가 쉽게 들어가고, 폐에 있는 혈관들이 수축하여 면역력이 떨어진다.

또한 섬모의 기능이 저하되어 미세한 입자들이 폐에 침범하면 염증을 유발하게 된다.

‡ 나비굴 - 뇌하수체(호르몬) 밸런스

호르몬의 총사령관인 뇌하수체는 인체의 모든 호르몬 기능에 관여하는 중요한 기관이다. 뇌하수체 전엽은 성장호르몬, 갑상선자극호르몬, 부신피질자극호르몬, 난포자극호르몬, 황체호르몬, 프로락틴을 생성하고, 후엽은 옥시토신, 항이뇨호르몬 등을 생성한다.

뇌하수체는 아래에 위치한 나비굴을 통해 환기가 가능한 구조이다. 나비굴은 코로 호흡을 할 경우에 외부 공기와 교환되어 뇌하수체의 생리작용에 최적 환경 상태를 유지하게 된다.

시니어 여성들의 폐경기와 갱년기의 급격한 호르몬 변화 시기에, 잠잘 때 입으로 호흡을 하면 나비굴의 '환기 기능 저하'가 '뇌하수체 기능 저하'로 연결된다. 입으로 호흡하는 것이 호르몬의 불균형을 유발시키는 요인이 된다.

남성들의 갱년기 전립선비대도 호르몬 질환으로 뇌하수체의 밸런스 관리가 치료적 운동법이다.

뇌하수체의 정상적인 생리 활동은 잠잘 때 코로 호흡할 때 가장 이상적인 상태가 된다.

‡ 벌집굴 - 눈(시각) 밸런스

눈은 뇌를 외부와 직접 연결하는 구조이다. 피곤하면 눈을 감고 깊은 호흡만 해도 피로가 회복되고 편안해짐을 느낀다. 코와 눈확(눈구멍) 사이에 벌집굴이라는 공기 조절 통로가 있다. 이 또한 입으로 호흡하면 벌집굴 공기는 환기되지 않는다.

현대인은 핸드폰, 컴퓨터 등의 과도한 사용으로 눈의 피로가 누적되고 있다. 시력 저하, 백내장, 녹내장, 안구건조증 등 눈의 과사용 질환이 많아지는 원인이다.

특히, 안구건조증은 여성이 남성보다 많다. 아마도 눈 주위에 사용하는 화장품이 원인일 것이다. 눈 관련 수술 후 열상으로 안구건조증도 많아진다. 인공눈물로 해결 되지 않고, 마이봄샘 레이저 치료 등 다양한 치료법으로도 해결이 되지 않는 만성질환자들의 치료법은 의외로 간단하다. 눈 주위에 열이 많아 생기는 열 증상으로 벌집굴의 환기를 시키면 간단히 해결된다. 잠잘 때 코로 호흡하면 반드시 인공눈물에서 자유로워 질 것이다.

잠잘 때 반드시 코로 호흡하라. - 입에 엘라스틱 테이프 붙여라

잠잘 때는 코로 호흡하는 것이 가장 이상적이다. 시니어가 되면 대부분 잠잘 때 입이 벌어지는 노화 현상이 생겨 입으로 호흡을 하는 경우가 많아진다.

입으로 호흡하면 입·코·목의 건조와 귀·잇몸·치아 등 다양한 호흡기 계통 질환과 각종 내장기 및 전신 질환의 원인이 되기도 한다.

새벽에 화장실에 2번 이상 가는 야뇨증, 아침에 일어나면 입과 목이 건조한 증상, 코골이, 목골이, 불면증, 후비루 및 코 건조 등 여러 가지 증상은 수면 시 입으로 호흡할 때 더욱 심해지는 질환들이다.

잠잘 때 코로 호흡하는 가장 효과적인 방법은 입에 테이프를 부착하는 방법이다.

107

★ 코 호흡 밸런스 질환과 치료적 운동

‡ 밸런스 질환

» 코 질환 : 비염, 축농증, 후비루 등

» 눈 질환 : 과사용 증후군, 안구건조증 등

» 입·목·귀 질환 : 충치, 만성 치주염, 잇몸·구강 질환, 입·목마름, 성대 결절, 이명, 이석증 등

» 전신 질환 : 비만, 인슐린 저항성, 식후 고혈압, 지질 이상, 심장병, 지방간 등

‡ 치료적 운동법

① 코 질환이 있는 경우 먼저 코를 치료한다.

② 수면 시 호흡은 입에 테이프를 붙여 코로 호흡하는 습관으로 교정한다.

③ 수면시 코로 호흡하는 습관은 입에 엘라스틱 테이프를 붙인다.

‡ 엘라스틱 테이프 사용법

① 엘라스틱 테이프(스포츠 테이프)를 인터넷과 약국 등에서 구입한다.

② 입술을 완전히 다물고 입술 위 피부 위에 부착한다. 입술은 점막이라 부착하면 손상이 발생된다. 입술에 립밤을 바르고 부착하면 더 편안하다. 입술 주변까지 립밤을 바르면 테이프가 잘 부착되지 않는다.

③ 접착력이 강하다고 느끼는 경우 손등에 붙였다 떼기를 반복하면 접착력이 완화된다.

④ 처음 며칠간은 수면 때 손으로 탈착할 수도 있지만 조금 지나면 적응된다.

⑤ 테이프가 부착된 표면에 물을 충분히 묻히면 부드럽게 제거할 수 있다. 테이프는 위에서 아래로 제거한다.

⑥ 사용 중 발열, 발진 등 접착제 부작용이 있으면 사용하지 않아야 한다.

⑦ 처음 사용 시 너무 불편하면 일주일은 세로로 부착, 이후 가로로 부착한다.

⑧ 테이프 사용하기 전, 코 세정을 하거나 가습기를 사용하면 더욱 좋다.

⑨ 시중에 판매하는 테이프 중 가운데 구멍이 난 것은 효과가 감소한다.

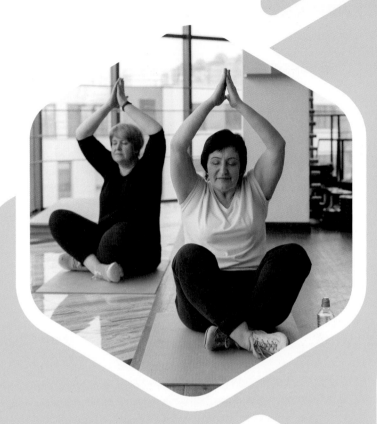

밸런스 디자인 (재활) 치료적 운동법

Part
03

‡ 치료적 운동이란?

몸의 불균형과 운동성 제한으로 통증이 발생되어 정상적인 활동에 어려움이 있는 상태를 해결하기 위한 재활 치료운동이다.

불균형으로 발생된 통증이 있다면 먼저 통증을 감소시키는 자극을 적절하게 적용한 다음 움직임의 운동 방향에 반대 방향으로 저항 운동을 한다. 저항 강도와 시간을 늘리면서 반복적으로 운동하면 밸런스 치료적 운동이 완성된다. 밸런스가 안정화되면 저강도에서 점차 고강도의 근력운동, 스포츠를 자유롭게 선택하면 된다. 밸런스 디자인(재활)은 1단계 치료적 운동법(안정화 운동), 2단계 저강도 근력 운동, 3단계 자유 운동(고강도, 스포츠)이다.

치료적 운동은 3개월 이상 꾸준히 해야된다. 현재 불균형 된 몸의 상태를 뇌는 정상적으로 인지하고 있다. 이를 바꾸기 위해서 적어도 3개월 이상 지속적인 밸런스 디자인(재활)으로 올바른 정보를 뇌로 전송해야 새로운 정보를 기억하게 된다.

‡ 치료적 운동 5 원칙

» 운동 회수 : 수시로, 때때로, 자주, 틈틈이, 반복하는 운동

» 운동 강도 : 통증이 생기기 직전 까지(회복을 위한 가벼운 통증은 견디면서 운동 지속)

» 운동 시간 : 하루에 최소 2회 이상, 1시간 이상

» 운동 속도 : 가능한 천천히 운동하는 지근섬유 활성화 운동(지근섬유는 밸런스 근육)

» 운동 호흡 : 자연스러운 호흡(날숨 동안 최대 이완 동작 가능)

치료적 운동 분류

1. (척추 &) 어깨 밸런스 치료적 운동
2. (척추 &) 골반 밸런스 치료적 운동
3. (골반 &) 발 밸런스치료적 운동
4. 밸런스 디자인 전신 치료적 운동

(척추 &) 어깨 밸런스 치료적 운동

[밸런스 질환]

» 머리 질환 : 두통, 편두통, 머리. 얼굴의 모든 증상, 모든 질환

» 목관절 질환 : 디스크, 일자목, 거북목, 목 삠, 채찍질 손상 등

» 어깨관절 질환 : 오십견, 회전근개파열, 어깨충돌증후군, 석회성건염, 오목테두리손상, 힘줄염, 윤활염, 습관성어깨빠짐 등

» 내장기 질환 : 폐질환, 심장질환

★ 손목 등척성 운동

우리가 일상생활하면서 손목 관절에 통증을 느끼는 경우 또는 손목의 과도한 사용으로 인하여 발생하는 인대 손상 통증 등의 경우에 무심코 실행하는 손목의 과도한 스트레칭은 손목에 손상을 가하는 제한(금지) 운동이다. 손목 관절 통증은 등척성 운동으로 손목 관절의 안정화가 치료적 운동이다.

* 등척성 운동은 근육이 수축하는 동안 관절각과 근육의 길이 변화가 없는 운동.

1) 1단계 : 팔꿈치 굽힘, 손목 폄하고 주먹을 강하게 쥐고 최대한 버팀과 폄 반복
   (손바닥이 위로, 손바닥이 아래로 교대 운동)

2) 2단계 : 팔꿈치 폄, 손목 폄하고 주먹을 강하게 쥐고 최대한 버팀과 폄 반목
   (손바닥이 위로, 손바닥이 아래로 교대 운동)

3) 3단계 : 손바닥에 소프트볼, 테니스공을 쥐고 1.2 단계 운동을 반복

‡ 1단계

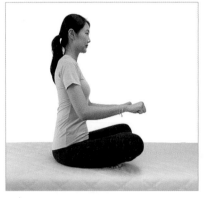 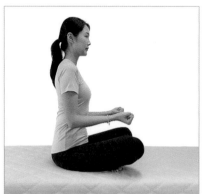

① 팔꿈치 굽힘하고 손목을 폄 상태에서, 손목의 힘을 빼고 주먹을 강하게 쥐고 10초, 폄하고 3초 휴식. 반복 10회 후 어깨와 손목 스트레칭을 가볍게 한다.

② 손바닥을 뒤집어서 위와 같은 방법으로 반복한다.

‡ 2단계

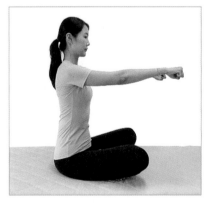 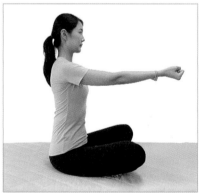

① 팔꿈치 폄하고 손목을 폄 상태에서, 손목의 힘을 빼고 주먹을 강하게 쥐고 10초, 폄하고 3초 휴식. 반복 10회 후 어깨와 손목 스트레칭을 가볍게 한다.

② 손바닥을 뒤집어서 위와 같은 방법으로 반복 운동한다.

‡ 3단계

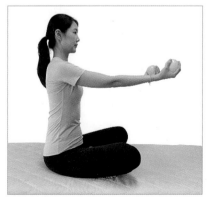 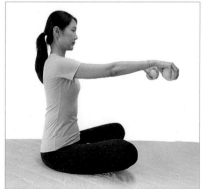

① 손바닥에 소프트볼, 테니스공을 쥐고 1, 2 단계 운동방법으로 반복

★ 목 운동

우리가 일상생활에서 느끼는 목, 어깨, 팔과 관련된 모든 증상, 모든 질환은 목 C-curve 구조의 불균형에서 시작한다. 불균형을 해소하기 위한 목 운동은 C-curve 유지를 위한 폄 운동이 치료적 운동이다. 목, 어깨, 팔, 가슴우리(흉곽), 등의 운동성 제한으로 발생하는 통증, 저림이 있는 경우에는 굽힘 운동이 제한(금지) 운동이다.

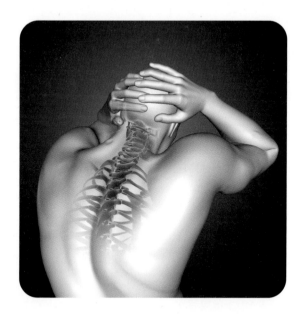

폄 운동은 중립 위치에서 폄하고 다시 중립 위치까지 돌아오는 운동을 의미한다.

‡ 근막 고정 운동(폄, 회전 운동)

근막 고정 운동은 목주름, 이중 턱, 목 통증 등에 사용하는 치료적 운동이다.

양 손바닥을 겹쳐 넓은목근(광경근)을 가볍게 누르고 폄, 회전 운동을 한다.

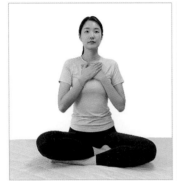 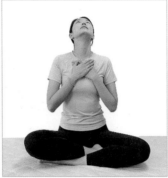 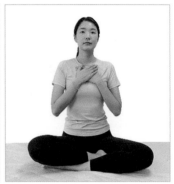

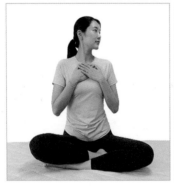 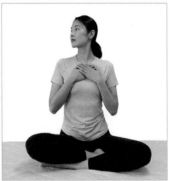

① 양손으로 가슴을 가볍게 누르고 시선은 정면을 향한다.

② 고개를 천천히 뒤로 폄하고 날숨 10초, 중립위치까지 돌아오는 동작을 반복한다.

③ 중립위치에서 좌, 우로 움직임을 반복한다.

‡ 반달베개를 이용 머리뒤통수 라인 도리도리 운동

이 운동 방법은 뇌 혈액 순환, 시신경 활성화, 혈액 순환성 두통 등에 사용하는 치료적 운동이면서 목뼈 1번, 2번 교정 운동이다. 턱관절, 입 벌림 불균형의 치료적 운동으로 임상에서 많이 사용한다.

도리도리 운동에서 두피 근막이완 포인트에 집중해야 한다. 표면 뒤 밸런스 선의 중요한 치료 포인트이다.

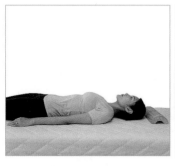 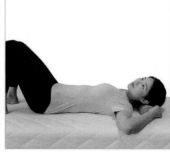 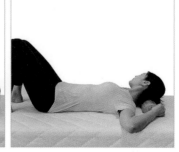

① 편안하게 누운 자세로 반달베개를 머리 뒤통수 라인 부분에 위치한다.
② 반달베개를 손을 잡고 좌, 우 도리도리 운동을 반복한다.

‡ 반달베개 목 도리도리 운동

목 C-curve 유지를 위한 폄 운동과 목뼈 전체 정렬, 일자목, 거북목의 치료적 운동으로 반달베개의 위치를 목의 오목한 부위로 위치를 변경하여 도리도리를 반복한다.

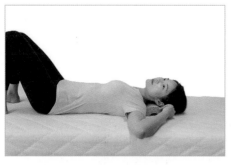 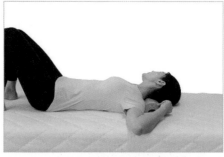

① 편안하게 누운 자세로 반달베개를 목의 오목한 부위, 편안한 부위에 위치한다.
② 반달베개를 손으로 잡고 좌, 우 도리도리 운동을 반복한다.

‡ K - 맥킨지 목 폄 운동(목 베개운동)

목, 팔, 가슴우리(흉곽)의 모든 증상, 모든 질환에 대한 필수 치료적 운동으로 가장 안전하게 목 디스크, 거북목, 일자목에 사용하는 운동이다. 운동하기 전에 준비해야 할 사항은 나의 목 상태와 구조에 적합한 목 베개를 만드는 것이다. 베개 길이는 목뼈7번과 머리뒤통수 까지 길이(엄지와 새끼손가락 폄 길이)와 높이는 나에게 가장 편안한 위치를 수건으로 조절한다. 베개를 어깨까지 근접시켜 사용해야 올바른 사용법이다.

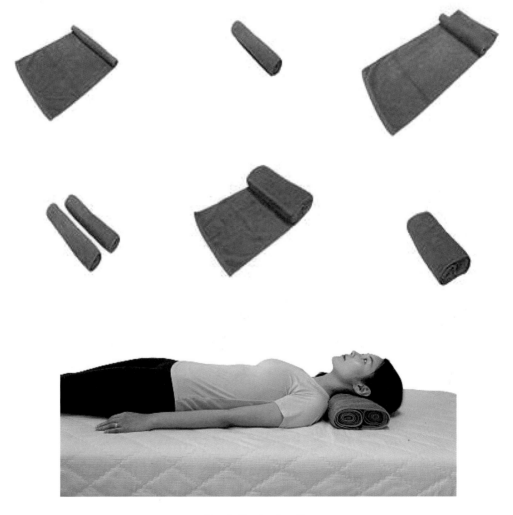

| 목 베개 만드는 법 |

나만의 목 베개 만드는 방법

① 수건 4~5장을 준비한다(일반 가정용 수건을 사용하면 목 베개가 딱딱해져 불편할 수 있으니 40수 이상의 호텔용 수건을 선택하여 사용한다).

② 한 장을 넓고, 평평하게 펼친 다음 수건의 끝 부분을 구김 없이 잘 말아 감는다.

③ 새로운 수건 1장을 ②에서 만든 수건에 겹쳐서 감는다. 이와 같은 방법으로 하나를 더 만들어 총 2 뭉치를 만든다.

④ 새로운 수건 한 장을 펼치고 위에서 만든 수건 2뭉치를 올려놓고 움직이지 않도록 전체적으로 감싸준다.

⑤ 목 베개의 높이가 낮으면 수건 하나를 더 감는다.

★ 어깨, 가슴 운동

일상생활에서 어깨, 가슴 구조는 굽힘 상태에서 대부분 활동을 한다.

굽힘 활동이 오래 지속 되면 통증을 유발하는 원인이 될 수 있다. 이때 사용하는 치료적 운동 방향은 굽힘을 폄하는 자세가 기준이며, 마무리 운동도 폄 자세에서 끝난다. 아래의 4, 5번 운동의 시행은 1, 2, 3번의 치료적 운동을 먼저 시행하여 밸런스가 안정화 된 이후에 함께하는 가벼운 전신 근력 운동이다.

‡ 1. 팔꿈치 돌림 운동(2:8 운동)

오십견, 어깨통증, 일자목, 거북목, 목 디스크를 위한 치료적 운동이다.

가벼운 안쪽 돌림 2회, 최대 바깥돌림 8회 기준으로 목, 어깨, 팔을 최대한 이완하여 팔꿈치로 최대한 큰 원을 천천히 그리는 운동이다. 손을 어깨에 올림과 팔꿈치 모음, 굽힘, 벌림, 내림, 모음 순서로 최대 이완 점에서 깊은 호흡을 한 후에 다음 동작으로 연결한다.

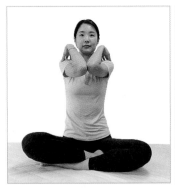 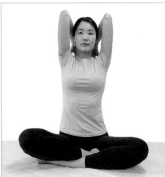 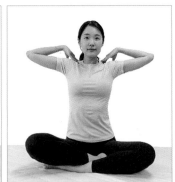

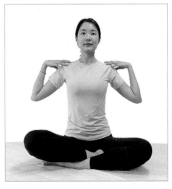 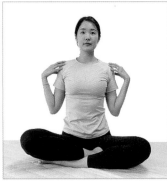 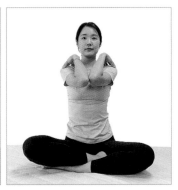

① 가볍게 안쪽돌림을 2회 정도하여 어깨를 이완한다. 다음 가쪽돌림을 8회 정도한다. 양손을 어깨 위에 가볍게 올리고 팔꿈치는 몸 쪽으로 최대한 밀착시킨다(몸 쪽으로 밀착시킨 팔꿈치를 서로 마주 보도록 한다).

② 양손에 힘을 뺀 상태에서 두 팔꿈치를 위로 올려 최대한 귓가에 밀착시킨다.

③ 위로 올린 팔꿈치를 양쪽으로 최대한 벌린다.

④⑤ 양쪽으로 벌린 팔꿈치를 천천히 옆으로 내린다.

⑥ 옆으로 내린 팔꿈치를 다시 앞으로 모은다.

‡ 2. 팔 돌림 운동(2:8 운동, 안쪽 회전 2회, 바깥회전 8회)

오십견, 어깨통증, 일자목, 거북목, 목 디스크를 위한 치료적 운동이다.

가벼운 안쪽 돌림 2회, 최대 바깥돌림 8회 기준으로 목, 어깨, 팔을 최대한 이완하여 팔로 최대한 큰 원을 천천히 그리는 운동이다. 팔을 앞으로 폄하고, 손뼉치고 손바닥을 뒤집기 하여 팔의 모음, 굽힘, 벌림, 내림, 모음 순서로 최대 이완 점에서 깊은 호흡을 한 이후에 다음 동작으로 연결한다.

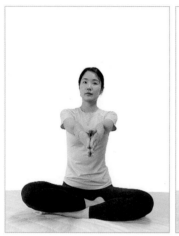
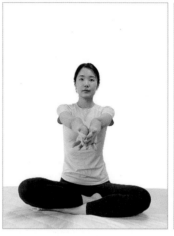
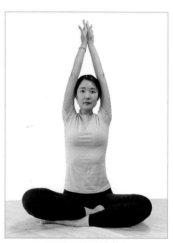

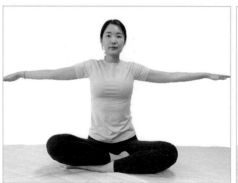
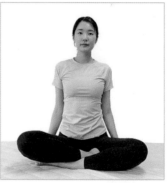

① 양팔을 앞으로 뻗는다.

② 양팔의 손등을 서로 마주 보게 한다.

③ 팔꿈치를 굽히지 않게 하고 팔을 위로 천천히 올린다.

④ 위로 올린 팔을 천천히 옆으로 내린다.

⑤ 양 팔을 최대한 몸으로 밀착 시키면서 마무리 한다.

‡ 3. 갈비뼈 돌림 운동(목, 척추 고정 후 돌림)

갈비뼈 부위 담, 대상포진과 유방암, 부정맥, 화병, 어깨(팔) 통증 등에 사용 하는 치료적 운동이며, 갈비뼈사이 근육, 갈비뼈 관절 운동이다.

손깍지를 끼고 명치에서 턱 아래까지 위, 아래로 조금씩 위치를 이동하면서 하는 돌림 운동이다. 가슴 앞에 주먹하나 정도 거리를 둔다.

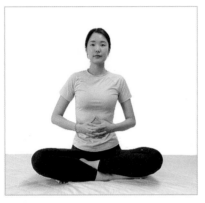 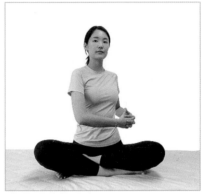

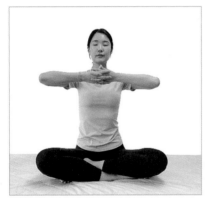 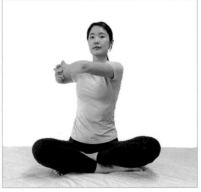

① 양손을 배부의 명치 위치에 올린다(배부와 양손의 간격은 주먹 하나 정도 거리 유지).

② 목, 몸통(척추)를 고정 후 양손을 좌, 우로 돌림한다.

‡ 4. 어깨 안정성 운동법(Deep scapular) - 맨몸 근력 운동

어깨뼈 안정성, 습관성 탈구, 오십견, 어깨, 등, 팔 통증 등에 사용하는 치료적 운동이다. 팔꿈치를 폄하고 어깨관절 주위 근육의 힘을 사용하여 어깨 올림, 내림을 천천히 하는 운동이다. 손목이 약한 여성의 경우는 무릎 팔굽혀 펴기 자세에서 팔꿈치를 폄하고 어깨관절 주위 근육의 힘을 사용하여 올림, 내림을 천천히 운동한다.

손목이 정상 상태

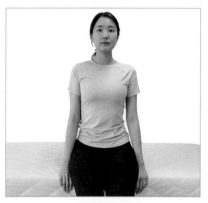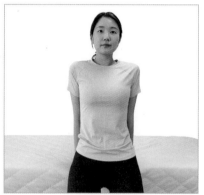

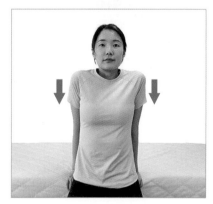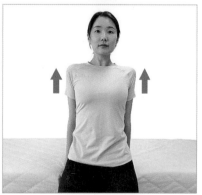

① 의자 또는 책상에 앉는다.

② 양 팔을 엉덩이 밑으로 하고 팔은 몸에 밀착 시킨 후 상체를 고정하고 엉덩이는 책상에서 5~10cm 정도 뗀다.

③ 팔꿈치를 폄한 상태에서, 몸의 내림, 올림을 어깨 주변 근육 힘으로 천천히 반복한다.

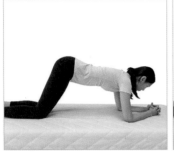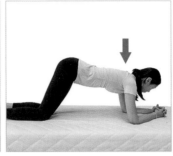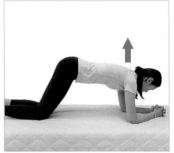

① 바닥에서 무릎을 세우고, 손은 깍지를 끼고 그림과 같은 자세를 취한다.

② ①자세에서 어깨만 천천히 아래로 내린다.

③ 내린 어깨를 위로 천천히 올려서 중립 자세까지를 반복한다.

122

‡ 5. 아이언맨 운동 - 맨몸 근력 운동

이 운동법은 목, 어깨, 가슴, 허리, 골반 통증에 필요한 기본 근력 운동이다.

골반을 바닥에 붙이고 엉덩 근육을 고정하여 목 폄, 어깨 폄, 허리 폄하는 운동이다. 몸 뒤쪽의 근육을 날숨 호흡하면서 최대 수축하는 운동이다.

1) 발(다리) 가쪽, 안쪽 돌림과 엉덩 근육에 힘을 주고, 날숨 쉬면서 상체 폄 운동한다.

2) 허리 통증 환자는 발(다리) 가쪽 돌림 상태에서만 운동한다. 안쪽 돌림 상태에서는 큰볼기근이 강하게 수축이 되지 않는다. 그래서 허리 근육의 과도한 사용으로 허리 통증을 유발시킨다.

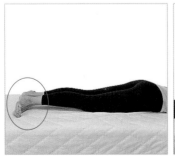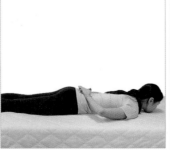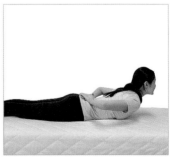

① 발(다리) 가쪽, 안쪽 돌림과 엉덩 근육에 힘을 주고 업드린다.

② 양 팔을 뒤로하여 가볍게 허리춤에 위치한다.

③ 날숨을 쉬면서 상체의 목, 어깨, 허리를 폄하고, 몸 전체 뒤쪽 근육을 수축한다. 상체를 최대한 폄하고 10초를 버틴 후 들숨하면서 내린다.

‡ 6. K- 맥킨지 어깨 폄 운동(어깨 방석운동 1, 2번)

이 운동법은 목, 팔, 가슴 등의 모든 증상, 모든 질환의 필수 치료적 운동 이며, 유방암, 갑상선 질환, 폐질환, 심장 질환의 필수 치료적 운동 이다.

1번 어깨 폄 운동

  » 치료 대상 : 어깨뼈 올림, 어깨 안쪽 굽음 상태, 목, 어깨, 팔, 가슴 모든 증상, 모든 질환(폐, 심장, 갑상선, 유방암)

  » 방석 위치 : 어깨뼈 위 끝선 1/3 위치

  » 조정 방향 : 방석 위치를 고정한 후, 몸을 위 방향, 어깨뼈를 아래로 밀면서 머리와 어깨를 조절함

2번 어깨 폄 운동

  » 치료 대상 : 어깨뼈 내림, 어깨가 좌우로 벌어짐. 어깨가 뒤로 넘어간 상태

  » 방석 위치 : 어깨뼈 아래 끝선 1/3 위치

  » 조정 방향 : 방석 위치를 고정한 후, 몸을 아래 방향, 어깨뼈를 위로 밀면서 머리와 어깨를 조절함

  * 공통 : 심장관련 질환자는 팔을 심장 아래로 내려 심장 펌핑에 어려움이 없도록 주의

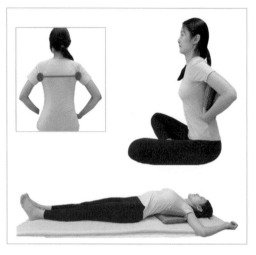

어깨 방석의 위치

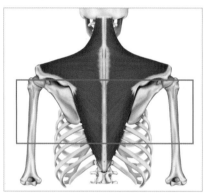

어깨 방석의 1번 위치

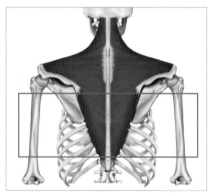

어깨 방석의 2번 위치

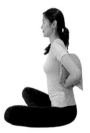

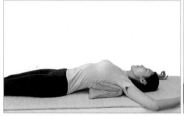

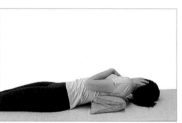

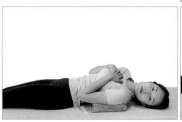

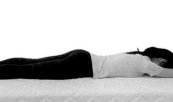

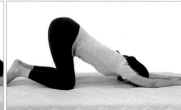

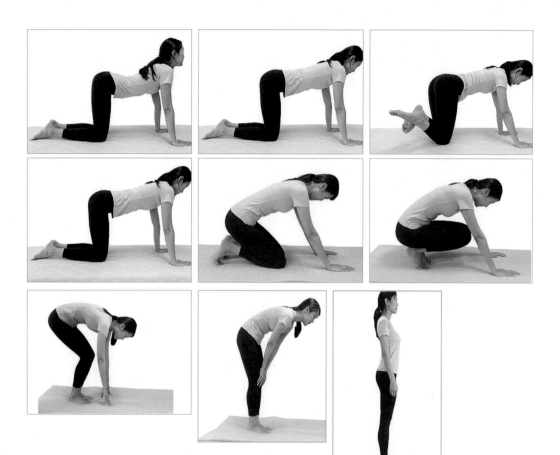

① 앉은 자세에서 접혀진 방석을 겨드랑이에 위치한다(접혀진 방석 위치 그림 참조).

② 방석을 겨드랑이에 위치한 후 그대로 눕는다(이 상태에서 10~15분 누워 있는다).

③ 10분~15분이 지나서 일어나기 전에 양팔을 좌, 우 돌림한다.

④ 몸을 완전히 뒤집어 엎드린 후, 양손을 어깨 위치로 내린 다음, 바닥을 짚고 고양이 기지개 켜는 자세로 스트레칭 한다.

⑤ 복부를 아래로 내렸다, 중립으로 반복 한다(허리 폄 자세까지, 굽힘 자세 전까지).

⑥ 두 다리를 들고 다리를 좌, 우 흔들기 운동한다. (꼬리 흔들기 자세)

⑦ 두 발을 고정하고 손을 짚으면서 천천히 일어나다.

(척추 &) 골반 밸런스 치료적 운동

[밸런스 질환]

» 척추 질환 : 디스크, 일자허리, 척추관협착증, 척추분리증, 전방전이증, 허리 통증

» 골반 질환 : 엉덩뼈, 두덩뼈, 엉치뼈, 꼬리뼈, 궁둥뼈 통증

» 복강 질환 : 간, 위, 췌장, 십이지장, 신장, 위하수증, 체중, 변비, 가로막 기능 제한

» 골반강 질환 : 방광, 자궁, 직장, 전립선 관련 질환

126

★ K- 맥킨지 허리 폄 운동(허리 방석운동 1. 2번)

하루 일과를 마치고 10분 만 투자하면 피곤과 몸의 균형을 바로 잡아주며, 척추. 골반. 다리의 모든 증상, 모든 질환에 반드시 필요한 치료적 운동이다.

또한 복강의 내장기와 골반강의 5개의 내장기(신장, 방광, 자궁, 전립선, 직장)의 운동성 활성화를 위한 치료적 운동이다.

척추의 기본 만곡인 C-curve를 만드는 1번 운동은 척추분리증, 척추전방전이증 환자를 제외한 모든 사람에게 적용한다. 허리의 과도한 폄으로 발병되는 척추분리증, 척추전방전이증 환자 반드시 2번 운동을 적용한다.

사람마다 방석의 위치는 조금씩 차이가 있으며, 환경과 컨디션에 따라 위치가 일시적으로 조금 변화 될 때도 있으며, 자신에 맞는 위치를 찾는 것이 가장 중요하다.

‡ 1번 허리 폄 운동

» 치료 대상 : 척추, 골반의 모든 증상, 모든 질환. 복강, 골반강 내장기 질환

» 방석 위치 : 골반 위 1/3선에 위치하면서 조정

(골반 위 부분을 압박하는 위치, 위뒤엉덩뼈가시 바로 아래 위치)

» 조정 방향 : 방석 위치를 고정한 후, 몸을 아래 방향으로 밀면서 골반과 척추 위치 조정

‡ 2번 허리 폄 운동

» 치료 대상 : 척추분리증, 전방전이증, 척추과굽힘증

» 방석 위치 : 골반 1/2 중간선에 위치하면서 조정(1번보다 골반 방향으로 내려감)

» 조정 방향 : 몸을 위 방향으로 밀면서 골반과 척추 위치 조정

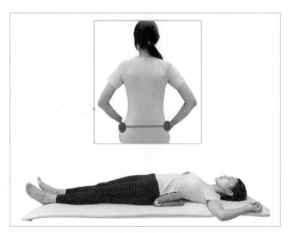

허리 방석의 위치

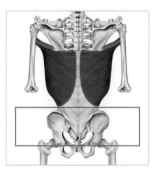

허리 방석의 1번 위치

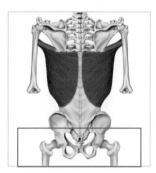

허리 방석의 2번 위치

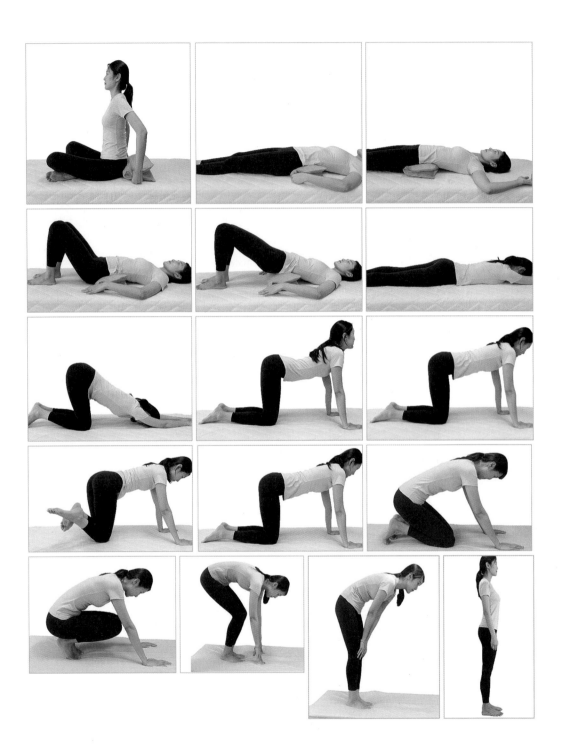

① 앉은 자세에서 방석의 접혀진 면이 골반 위 끝선 바로 아래에 위치한다.

② 방석을 잡고 그대로 편안히 눕는다. 방석을 잡은 상태에서 몸을 아래로 조금씩 이동하면서 나에게 가장 편안한 위치를 찾는다.

» 다리는 어깨 너비로 편안하게 펴고

» 팔은 만세 부르는 자세로 45도 벌려서 밑으로 L자로 내린다.

» 팔, 어깨 통증이 있는 경우는 통증 없는 자세를 취한다.

» 시작 후 바로 허리, 골반 통증이 발생하면 위치를 다시 조정한다.

» 운동 5분 뒤에 통증이 발생하면 무릎을 세워 좌우로 가볍게 흔들면 통증이 감소한다.

» 최소 10분 이상 진행한다. 적응되면 20분 정도로 조정한다.

③ 방석을 빼기 전에 방석을 잡고 무릎을 세우고 좌, 우로 천천히 움직인다.

④ 골반 앞, 뒤 기울기 운동을 하고 엉덩이를 들고 방석을 빼낸 후 무릎을 세워 좌, 우로 다시 흔든다.

⑤ 몸을 완전히 뒤집어 엎드린 후, 양손을 어깨 위치로 내린 다음, 바닥을 짚고 고양이 기지개 켜는 자세로 스트레칭 한다.

⑥ 복부를 아래로 내림, 중립으로 반복한다(허리 펴 자세).

⑦ 두 다리를 들고 다리를 좌, 우 흔들기 운동한다. (꼬리 흔들기 자세)

⑧ 두 발을 고정하고 손을 짚으면서 천천히 일어난다.

★ 척추, 골반 바닥 다지기 운동

척추, 골반, 내장기, 척수의 가벼운 진동으로 파동을 만들어 상체를 올바르게 정렬하고 이완시킨다. 엉치뼈, 꼬리뼈의 가벼운 진동은 뇌 척수액의 흐름을 활성화하는 뇌 질환 예방 및 치료 운동이며, 내장기 운동 활성화로 내장기 질환의 예방 및 치료 운동이다.

허리, 골반 통증에 효과가 좋다. 통증이 있을 때는 가볍게 진동을 주면서 점차 진동 속도와 강도를 높이면서 자신에 가장 적절한 상태를 선택한다.

매트 위에서 위, 아래로 바닥을 다지면서 속도는 빠르고 가볍게 끊어서 반복한다. 다음 운동을 준비하는 예비 운동이기도 하다.

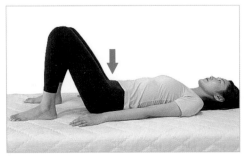 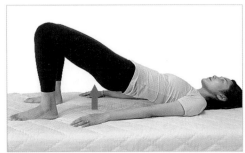

① 바닥에 누워 무릎을 세운다.
② 골반을 위, 아래로 올림과 내림을 가볍게 끊어서 반복한다.

★ 브리지 내장기 운동

방광, 자궁, 직장, 간, 위장, 십이지장, 신장 등 모든 내장기의 치료적 운동이다.

모든 내장기의 인대를 수축, 이완하여 기능을 활성화하는 운동으로 내장기 질환의 약물치료와 병행한다. 복(배)부에서 겸상 인대(간과 배꼽)와 방광 인대(방광과 배꼽)가 배꼽을 기준으로 연결되어 있어 내장기 수술 후 복부 재활 운동으로 적용한다. 이때는 처음부터 골반을 들지 않고 다리를 뻗고 시작하여 점차 골반을 들고 운동한다.

모든 내장기는 근막(인대)에 메달려 있다. 항문에 힘주고 복부를 강하게 압박하여 위로 끌어 당겼다(수축), 풀었다를(이완) 빠르게 100회, 천천히 50회를 3번 정도한다.

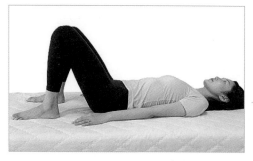 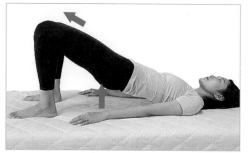

① 바닥에 누워 무릎을 세운다.

② 허벅지를 전방으로 밀어 내는 힘으로 골반, 복부를 들어 올린다.

  » 허리 통증 환자는 골반을 허리힘으로 들어 올리지 않고 넙다리 근육 힘으로
    들어올린다.

  » 무릎 통증 환자는 골반을 허리힘으로 들어 올린다.

③ 항문에 힘주고 배곧은근을 강하게 수축 이완하여 내장기를 운동한다.

★ 앉아서 골반운동(엉치엉덩관절 운동, 대각선, 전후운동)

골반 틀어짐, 골반 통증, 허리통증, 엉덩관절 통증 치료적 운동이다. 특히 양반다리 자세가 어려운 엉치엉덩관절의 제한을 해결하는 치료적 운동이다. 치료실의 치료용 침대, 의자에 앉아서 하면 더 효과적이다.

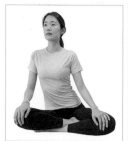 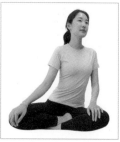 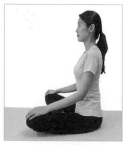 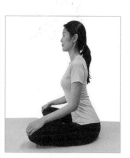

① 바닥에 앉아 양반다리 자세로 균형을 잡는다.

② 골반을 앞으로, 뒤로, 대각선으로 제한점까지 천천히, 빠르게 교대로 밀고 당긴다.

» 엉치엉덩관절에 마음을 집중한다.

» 상체를 가능한 움직이지 않고 골반 관절이 많이 움직이게 한다.

» 항문에 힘주면서 모음근의 수축, 이완을 느낀다.

★ 굴렁쇠 운동(척추 정렬 운동, 어깨뼈 정렬 운동)

척추, 골반의 안정화 이후에 골반, 척추, 어깨를 동시에 정렬하는 치료적 운동이다. 폄 운동으로 충분히 몸을 이완하고 굽힘 운동으로 마무리 할 때 적용한다. 허리 폄을 더 효율적으로 만드는 운동이지만 척추, 골반의 통증이 있는 경우에는 제한(금지)운동이다.

나무에서 못을 뺄 때 잘 빠지지 않으면, 역으로 못을 박았다가 빼면 쉽게 빠지는 원리이다. 처음에는 가볍게 반동으로 구르기 운동을 시작하면서 적응이 되면 머리부터 발끝까지 전신 구르기를 한다. 전신 구르기를 할 때 호흡을 참으면서 하면 가슴우리, 가슴뼈(흉추) 함몰을 교정하는 치료적 운동이다. 등뼈의 돌출보다는 함몰 된 경우 선척적 질환인 경우가 많다.

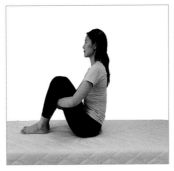 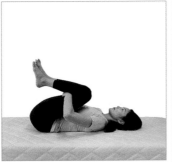 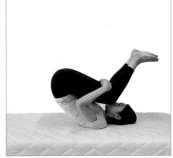

① 앉은 자세에서 양팔을 다리 밑으로 넣어 반대편 손목을 잡는다.

② 상체를 숙이고 몸을 뒤로 가볍게 반동으로 구르기를 한다.

③ 무리하지 말고 조금씩 횟수를 증가하여, 적응이 되면 머리부터 발끝까지 전신 구르기를 한다.

Balance Design

(골반 &) 발 밸런스 치료적 운동

일상생활 속에서 한 걸음, 한 걸음이 고통이라면 우리의 삶은 고통의 터널 속에서 벗어나지 못할 것이다. 따라서 자유로운 보행을 위해서는 발(목)의 안정성 강화 운동은 아무리 강조해도 지나치지 않다. 매일 발(목) 안정화 운동을 습관화하는 것이 건강의 지름길이다.

★ 발(목) 운동

모든 밸런스 질환의 시작은 발 불균형으로 시작된다. 근육근막 라인의 시작과 끝이 발가락 끝이며 전신으로 보상이 일어나는 중요한 포인트이며, 근.골격계 질환의 기본 원인이다. 바닥에 앉아서, 의자에 앉아서, 서서하는 자세에 따라 하중이 변하여 운동 강도가 커진다.

‡ 발가락 굽힘 운동(바닥에 앉아)

발가락 굽힘 각도와 근력 평가에 따라 전신의 밸런스에 큰 영향을 미친다. 근육 근막 라인의 불균형은 발에서 시작하고 끝난다.

엄지발가락 굽힘이 약하면 허리뼈5번과 골반의 불균형, 새끼발가락의 근력이 약하면 영덩관절의 불균형 질환 등 다양하게 적용한다. 임상에서는 질환별로 구분하지 않고 필수적으로 발가락의 90도 굽힘 각도와 근력이 정상으로 유지될 수 있도록 매일 필수적 예방 및 치료적 운동으로 적용한다.

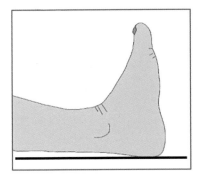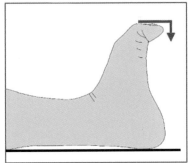

| 발가락 굽힘 운동 |

‡ 발등 굽힘 운동(바닥에 앉아)

발등 굽힘 각도가 90도 보다 작은 예각에 있을 때 가장 이상적인 구조이다. 인체의 무게 중심이 앞쪽으로 집중되어 발뒤꿈치가 바닥에 먼저 접촉하지 못하면 몸의 뒤쪽의 근육근막이 수축된다. 저녁에 다리에 경련이 자주발생하고 부종이 생기는 등 전후의 밸런스 질환이 발병하는 원인이다.

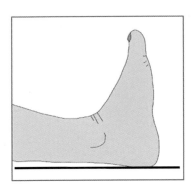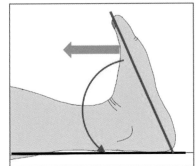

| 발등 굽힘 구조 |

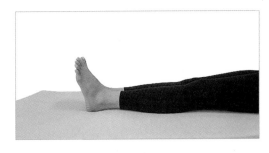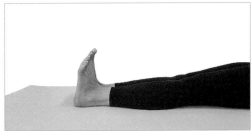

① 앉은 자세에서 발등을 몸쪽으로 당겨 오래 유지하면서 날숨 호흡을 한다.

② 당긴 발등을 중립 위치까지 만 밀어낸다(①, ②번 동작을 반복한다).

‡ 발목 저항 운동(바닥에 앉아)

발목 굽힘의 운동 강도를 높이는 운동으로 다리의 전후의 밸런스를 재활한다.

아킬레스건염, 족저건막염, 습관성발목삠(3대 발목 질환)의 필수 치료적 운동법이다. 임상에서는 치료사가 자극과 강력한 저항 운동으로 발목 질환을 치료한다. 발가락, 발목 밸런스를 디자인(재활)을 완성하지 못하면 3대 발목 질환은 만성질환에서 자유롭지 못할 것이다.

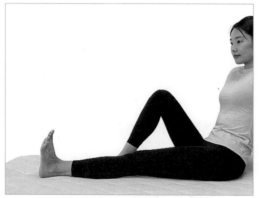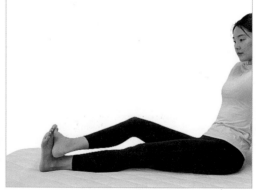

① 한쪽 발의 발등을 몸 쪽으로 당긴다.

② 다른 쪽 발의 발바닥으로 몸 쪽으로 당긴 발등에 대고 밀어낸다(양발을 당기고 밀어 내는 저항 운동이다).

‡ 발바닥 다지기 운동(의자에 앉아)

심한 발목 삠이 아니면 가벼운 발목 삠은 잘 느끼지 못하는 경우가 많다. 발등 굽힘을 리듬감을 가지고 빠르게 해보면 좌, 우의 불균형을 느낄 수 있다.

불편한 쪽은 어딘가 불균형이 있으며 치료적 운동을 해도 변화가 없다면 밸런스 전문가의 도움을 받아 빠르게 해결해야 한다.

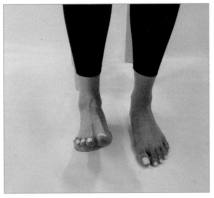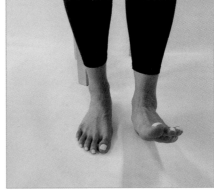

① 양발을 지면에 딛고 한쪽 발만 발목을 들어 올린다(뒤꿈치가 떨어지면 안 된다).

② 다른 발목을 들어 올린다(양발을 교차 반복한다).

‡ 발목 가쪽 돌림 운동(의자 앉아서)

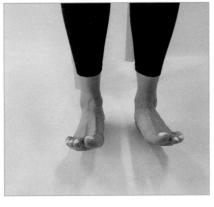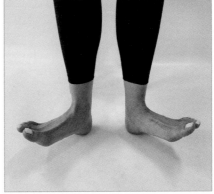

① 의자에 앉아서 발목을 들어 올린다.

② 엉덩, 무릎 관절은 움직이지 않은 상태에서, 가쪽으로 빠르게 발목만 돌림을 반복한다.

‡ 외발서기 발목 운동(발가락 힘주고 서기)

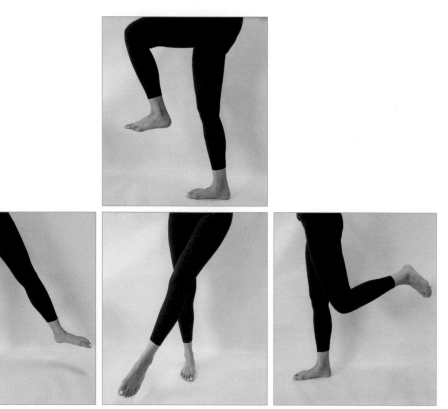

① 발가락에 힘을 주고 선 자세에서 외발 서기를 한다.

　최대한 버티면서 균형을 잡는다(중심 잡기 힘든 사람은 고정된 물체를 잡는다).

② 반대쪽 다리를 벌림, 모음, 굽힘, 폄 운동을 한다.

③ 반대쪽 발도 동일하게 운동 한다.

‡ 발아치 걷기운동(발가락 굽힘하고 걷기 반복)

실내에서 발가락 굽힘 상태에서 가볍게 걷기를 하다가 발가락 통증이 심하면 폄하고 걷기를 반복한다. 발아치 활성화 운동이다. 어깨를 폄하고 손은 편하게 뒷짐을 지거나, 편하게 움직이면 된다. 발 운동의 최상위 강도 운동이며, 지하철, 버스로 이동할 때 손잡이를 잡고 발아치 자세를 유지하면 전신 밸런스에 최적 운동이다.

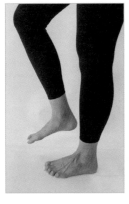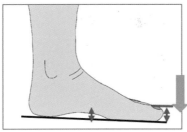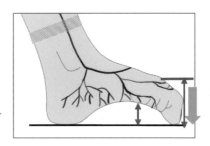

| 발가락 굽힘 운동 |

① 양손을 편하게 뒷짐을 지거나 어깨를 폄하고 고개는 전방을 향한다.

② 발가락 굽힘하고 가볍게 걷는다. (발바닥 아치 모양을 만든다)

★ 무릎 운동

‡ 무릎 바닥 다지기운동(무릎 뒷면 근육 이완 운동)

무릎을 폄할 때 불편하거나, 무릎 앞쪽에 물이 차는 부종이 있는 경우 치료적 운동법이다.

무릎 뒤 가장 위쪽의 오금 주변을 자극(마사지)과 진동으로 관절주머니와 연부조직의 혈액순환을 활성화하는 운동이다.

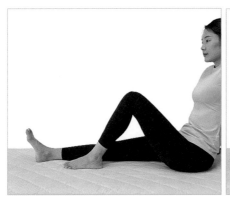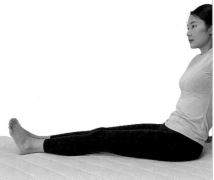

① 바닥에 앉아 두 다리를 뻗는다.

② 한쪽 다리의 무릎을 세운다(뒤꿈치가 바닥에 닿아야 한다).

③ 무릎 뒤쪽 근육이 바닥에 닿게 아래로 압력을 주면서 빠르고 폄과 굽힘을 반복
한다.

┆ 무릎관절 견인 운동(무릎 사이 수건 넣고 꿇어앉기)

무릎질환의 최종 치료적 운동법이면서 강력한 무릎, 엉덩관절 폄 운동, 종아리 근육
이완, 발목 자가 교정법이다(연골판 손상 환자는 금지 운동이다).

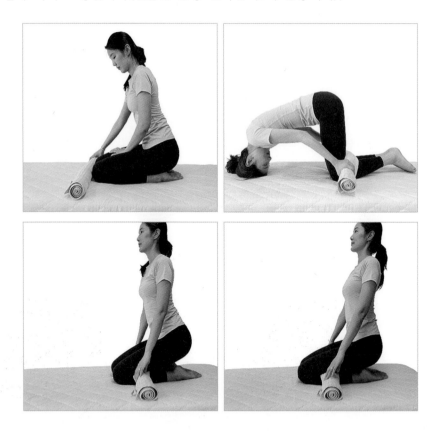

① 바닥에 무릎을 꿇고 앉은 자세를 취한다.

② 무관절 뒤쪽(오금)에 수건을 깊숙이 낀다.

③ 오금에 수건을 깊숙이 낀 자세로 무릎 굽힘하고 앉는다.

④ 발목. 무릎 관절 고정 상태에서 엉덩관절 최대 폄, 중립 운동을 한다.

 » 통증이 심하면 몸을 앞으로 굽힘하면 통증이 줄어든다.

 » 무릎을 굽힘할 때 빠르게 엉덩이가 발에 닿으면서 발목이 교정된다.

 » 종아리에서 수건의 위치를 변화시키면서 근육을 이완한다.

★ 엉덩관절 운동

엉덩관절 통증, 부분 탈구, 골 관절염, 머리뼈괴사 질환의 치료적 운동법이다.

엉덩관절 굽힘, 폄은 일상생활에서 많이 발생되지만, 모음. 벌림. 회전은 운동으로 밸런스관리를 해야 한다. 결국 주변 근육, 인대의 불균형이 질병이 된 것이다.

‡ 서클링, 밴드 벌림, 모음 운동

엉덩 관절 불균형은 벌림, 모음. 회전 근육, 인대의 약화가 가장 큰 원인이다.

누워서, 앉아서, 서서하는 자세 순으로 근력이 더 커지는 운동이다.

[누워서]

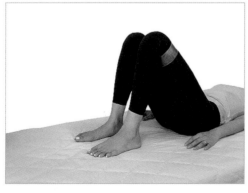 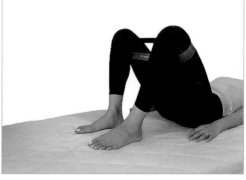

① 누운 상태에서 무릎을 세워 서클링 또는 밴드를 끼운다(이때 발가락에 힘을 준다).

② 무릎을 양쪽으로 벌림, 모음을 반복한다.

[의자 앉아서]

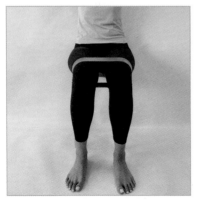 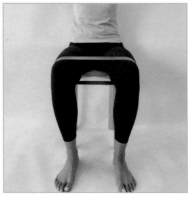

① 앉은 상태에서 무릎에 서클링 또는 밴드를 끼운다(이때 발가락에 힘을 준다).

② 무릎을 양쪽으로 벌림, 모음을 반복한다.

⧾ 옆으로 걷기 운동(반 스쿼트 자세)

가장 효과적인 엉덩 관절 치료적 운동법이다. 체중을 이용하기 때문에 통증이 있는 경우에 하기에는 부담이 가는 운동법이다. 엉덩 관절 굽힘의 각도를 작은 각도부터 시작한다.

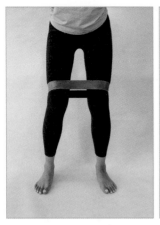 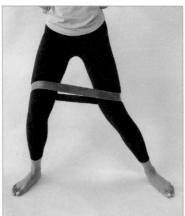 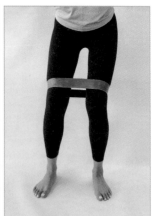

① 발을 어깨 너비로 벌리고, 발가락에 힘주고 반 스쿼트 자세를 취한다(이때 무릎이 발가락 앞으로 나가지 않게 한다).

② 왼쪽 발에 무게 중심을 잡고, 오른쪽 발을 바닥에서 떼지 않고 옆으로 이동한다.

③ 오른쪽 발에 무게 중심을 잡고, 왼쪽 발을 바닥에서 떼지 않고 이동한다.

④ 엉덩관절, 무릎관절에 통증이 없는 각도까지만 굽힘 하면서 운동한다(반 스쿼트 자세).

★ 의자, 침대에서 앉기, 일어서는 법

현재 사용 중인 침대를 낮은 침대로 교체하여 침대에서 발생하는 낙상 질환 예방을 위해 시니어는 생활환경에 변화를 주어야 한다. 두발을 어깨너비로 벌리고 발가락 굽힘과 동시에 힘을 주면서 침대에서 일어나는 생활 습관을 3개월 이상 지속으로 유지해야 습관이 교정된다. 항상 아픈 다리(무릎, 골반, 허리)쪽 발에 힘을 먼저 주면서 무게 중심을 잡고 다른 발의 무게 중심을 잡는다. 이상적인 침대 높이는 앉았을 때 무릎 굽힘이 예각(90° 이하)기준, 발바닥이 자연스럽게 지면에 닿는 높이가 적절하며, 부부 중 다리길이가 짧은 사람을 기준으로 정한다.

142

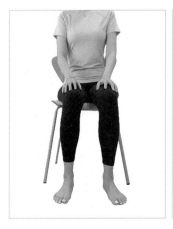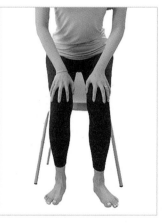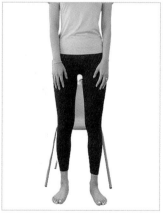

① 침대에 두발을 어깨 넓이로 벌리고 앉는다(무릎각도는 예각, 90° 이하).

② 양손은 무릎을 잡고 두발로 무게 중심을 잡고 일어난다(양 발가락에 힘을 준다).

③ 앉을 때도 무릎을 잡고 두발로 무게 중심을 잡고 앉는다(양 발가락에 힘을 준다).

전신 밸런스 치료적 운동

★ **전신 밸런스 운동법**

‡ **실내 발아치 걷기, 실외 밸런스 걷기, 계단 걷기 운동**(발 치료적 운동법 참조)

‡ **골반 꼭짓점 댄스 운동**

골반을 중심으로 머리에서 발끝까지 7개의 세로 근육근막 선을 골반을 중심으로 최대한 스트레칭한다. 주요 포인트는 발가락 전체에 힘을 주면서 발목, 무릎, 엉덩 관절을 일직선으로 연결하는 것이다.

143

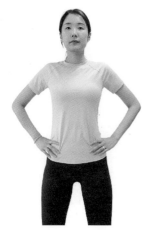

① 발을 11자로 어깨너비 정도 벌리고 손은 허리에 놓는다.

② 골반을 내 몸 중심으로 직사각형 그림을 상상하고 각 꼭짓점으로 골반을 움직인다. 이때 무릎은 항상 폄 상태와 발가락 모두에 강한 힘(또는 발가락 굽힘)을 유지해야 한다.

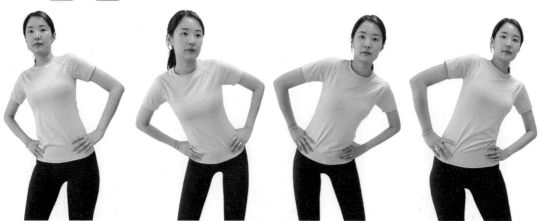

ⵗ 전신 두드려 자극하기

인체의 피부층은 표피와 진피, 지방층, 근육층, 골격(뼈)을 기준으로 바깥에서 안쪽으로 층을 이루고 있다. 특히 표피와 진피 사이에 기저막층이 있어 세포분열을 담당하는 줄기세포가 있다.

피부를 두드리는 자극 운동은 줄기세포를 자극시키고 활성화시켜 노화와 퇴행을 지연시키는 안티 에이징의 치료적 운동이다.

전신 두드리기는 손끝, 머리끝에서 발끝까지 피부, 근육근막, 신경, 혈관, 내장기를 자극하여 전신의 인체 순환 흐름을 원활하게 한다.

시원한 느낌이 들 정도의 강도를 기준으로 강, 약을 조절하면서 두드려주면 좋다. 손의 움직임에 따라 눈과 마음이 함께 집중하여 운동한다. 집중이 어려우면 눈을 감고 해도 좋다.

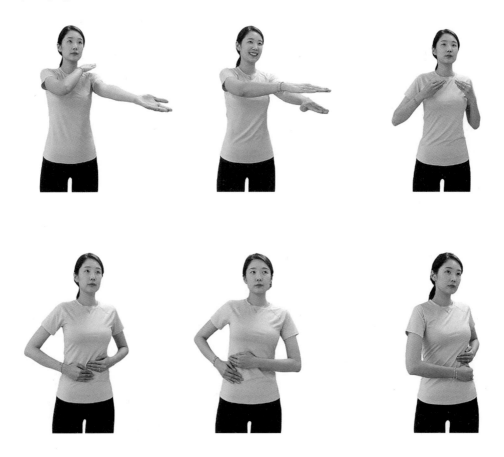

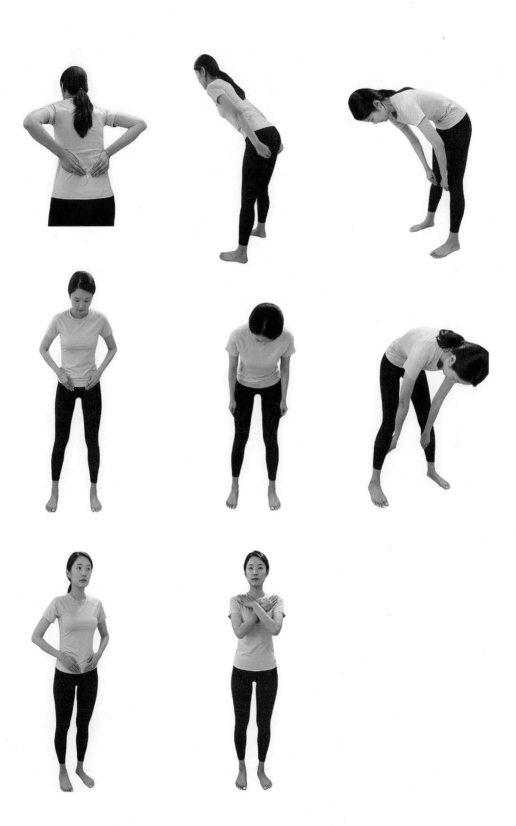

① 발을 11자로 고정하고, 어깨너비로 벌린 상태에서, 발가락에만 힘을 주고, 전신을 이완한 상태에서, 왼쪽 손바닥을 위로 하여 뻗고 오른손 바닥으로 목·어깨에서 부터 손바닥까지 내려오면서 중강도의 자극으로 두드린다.

② 반대로, 손을 바꿔 같은 방법으로 두드린다.

③ 두 손으로 가슴(심장·폐)을 오래 두드린다. 두드릴 때마다 하, 하, 하 구호하고 숨을 크게 내쉰다.

④ 가슴에서 내려와 복부(복강 장기)와 옆구리까지 골고루 두드리면서 자극한다.

⑤ 오른쪽 갈비뼈 아래의 간 부위를 두드리면서 간에 자극을 준다.

⑥ 왼쪽 갈비뼈 아래의 위 부위를 두드리면서 위에 자극을 준다.

⑦ 상체를 앞으로 숙여 허리 부위를 두드리면서 신장과 부신에 자극을 준다.

⑧ 엉덩이에서부터 다리 뒤쪽을 따라 내려가 앞쪽으로 올라오면서, 두드려 자극을 준다.

⑨ 다리 끝까지 올라오면, 다리 양 바깥쪽(외측선)을 따라 발목까지 내려가면서 두드려 자극을 준다.

⑩ 발목 안쪽, 무릎 안쪽을 따라 허벅지 안쪽 배꼽 아래까지 올라와 복부를 50회 정도 두드리면서 마무리한다. 어깨 힘을 빼고 유연하게 두드린다.

⑪ 전신 두드려 자극주기가 끝나면 손으로 목·어깨에서 발끝까지 쓸어내려 준다.

✟ 전신 진동 운동(가벼운 전신 이완 댄스)

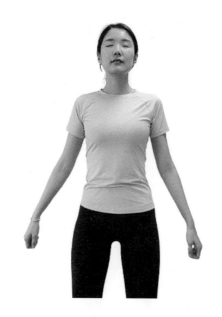

① 발을 11자로 고정하고, 어깨너비로 벌린 상태에서 양손은 편안하게 아래로 내린다
② 눈을 감고 가볍게 무릎에 반동을 주면서 전신에 가벼운 진동을 준다.
③ 몸의 긴장이 풀리면서 손끝으로 흐르는 에너지와 몸에서 일어나는 느낌에 집중
   한다.
④ 몸이 완전히 이완이 될 때까지 진동과 가벼운 움직임 또는 가벼운 자유로운 춤
   으로 지속적인 진동 자극을 몸으로 보낸다.
⑤ 20분 이상 진동 운동으로 몸과 마음을 완전히 이완되면 바닥에 앉거나, 누워서
   명상을 하면서 운동을 마무리 한다.

특히, 환자를 치료하는 치료사는 하루 일과 정리운동으로 반드시 10분 정도의 전신
진동을 통해 몸의 기운을 회복하는 효과적인 운동이다. 근력 운동은 치료하는 동안 지
친 몸에 과부하가 된다.

‡ 접시 돌리기 운동(전신근막 이완 운동)

몸의 7개의 세로 근육근막 선 모두를 활용하는 시니어 전신 운동이다. 발바닥, 발끝에서 손끝까지 전신 관절을 이용하여 최대한 스트레칭하는 유연성 전신 운동으로 관절염 예방과 치료에 도움이 된다. 점진적으로 전신 근막 유연성이 회복되면 아름다운 곡선미를 가진 접시 돌리기 운동이 완성된다.

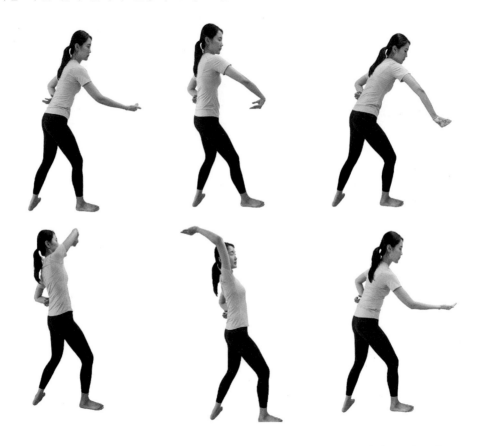

① 오른발을 한발 앞으로 내밀고 다리의 균형을 잡고, 왼손은 허리를 잡는다.
② 오른 손바닥 위에 접시가 올려져있다고 상상하고 몸을 최대한 이완시킨다.
③ 상체를 숙여 복부 높이에서 안으로 8자를 그리면서 접시가 떨어지지 않도록 집중해서 천천히 움직인다.
④ 눈의 시선은 손바닥에 집중하여 따라가며 5~10회 실시한다.
⑤ 손과 발을 바꿔 다시 실시한다.

★ 셀프 관절 밸런스 운동법

셀프 관절 밸런스 운동은 균형이 무너진 관절(부분탈구, 비틀어진 관절)을 올바르게 정상위치로 전위시키는 안전한 셀프 치료법이다.

셀프 관절 밸런스 운동 기준

1. 무리한 힘을 사용하여 시행하지 않는다.
2. 전신에 힘을 빼고 시행한다.
3. 호흡의 날숨 끝에 시행한다.
4. 탄성장벽의 끝지점(end feel)에서 순간적인 급압(thrust)으로 시행한다.
5. 부분 탈구를 일으킨 관절 이외의 다른 관절을 움직이지 않게 시행한다.
6. 1~2번 급압으로 바르게 되지 않았더라도, 같은 부위를 여러 번 시행하지 않는다.

* 해부학적 장벽과 탄성 장벽 사이의 작은 범위의 공간을 '부생리적 공간'이라고 하며 이 영역 안에서 순간적인 급압으로 셀프 교정을 한다.
* 탄성장벽은 수동운동범위의 한계를 의미하고, 해부학적 장벽을 벗어나면 골절, 탈구, 인대 손상과 같은 조직 손상의 원인이 된다.

‡ 손가락 관절 밸런스 운동

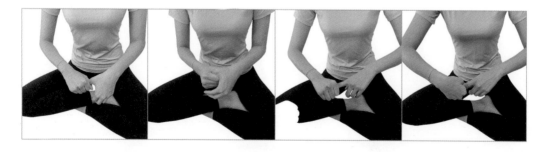

① 왼쪽 첫 번째 손가락을 오른손 첫 번째와 나머지 전체 손가락으로 감싸 쥐고 아래로 당긴다는 느낌으로 비틀면서 잡아당긴다.
② 손가락 전체를 동일한 방법으로 교정한다.

‡ 발가락 관절 밸런스 운동

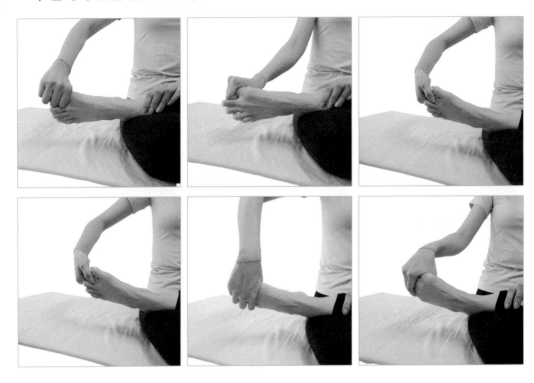

① 첫 번째 발가락을 첫 번째와 나머지 손가락으로 감싸 쥐고 첫 번째 발가락의 아래로 당긴다는 느낌으로 비틀면서 잡아 당겨준다.

② 나머지 발가락은 첫 번째와 두 번째 손가락으로 집게로 잡듯이 잡고 발가락을 앞쪽으로 당긴다는 느낌으로 가볍게 비틀면서 잡아 당겨준다.

③ 한 손으로 발목을 잡은 후 나머지 손으로 발가락 전체를 위에서 감싸주고 아래로 눌러 꺾어 준다. 다시 위로 꺾어 준다.

‡ 손목, 팔꿈치, 어깨 관절 밸런스 운동

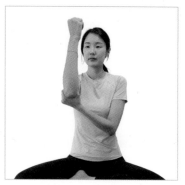
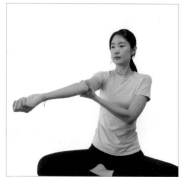

① 통증으로 불편한 손목의 팔꿈치를 반대편 손으로 받친 후 팔을 굽힘 한다. 손바닥이 하늘로 향하게 한다.

② 굽힘 했던 팔을 팔꿈치가 완전히 폄 되도록 앞, 위 방향으로 가볍게 툭 던진다. 이때 팔과 손목에서 '툭'하는 소리가 나면서 틀어져 있던 관절의 밸런스가 바르게 된다.

③ 어깨와 팔 전체 근육에 힘을 뺀 상태에서 시행하기 위해, 호흡을 깊게 들숨하고 날숨 끝에 시행한다.

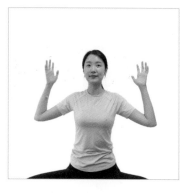
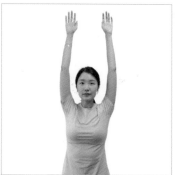

① 양팔을 약간 벌린 상태에서 가볍게 흔들어 주면서 위로 빠르게 쭉 뻗어 준다. 이때 팔과 손목에서 '툭'하는 소리가 나면서 틀어져 있던 관절의 밸런스가 바르게 된다.

② 어깨와 팔 전체 근육의 이완 상태에서 시행하기 위해, 호흡을 깊게 들이 마시고 내시면서 시행한다.

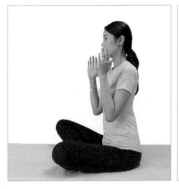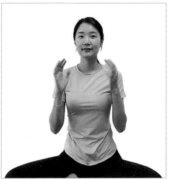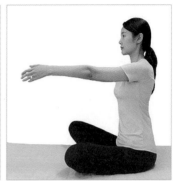

① 양손을 약간 벌린 상태에서 가볍게 흔들어 주면서 앞으로 쭉 뻗어 준다. 이때 팔과 손목에서 "툭"하는 소리가 나면서 틀어져 있던 관절의 밸런스가 바르게 된다.

② 어깨와 팔 전체 근육에 힘을 뺀 상태에서 시행하기 위해, 호흡을 깊게 들숨하고 날숨 끝에 시행한다.

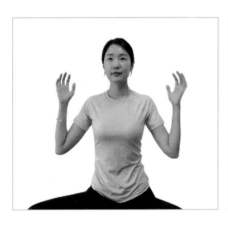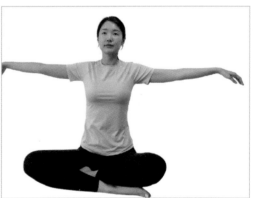

① 양손을 약간 벌린 상태에서 가볍게 흔들어 주면서 양 옆으로 쭉 뻗어 준다. 이때 팔과 손목에서 '툭'하는 소리가 나면서 틀어져 있던 관절의 밸런스가 바르게 된다.

② 어깨와 팔 전체 근육에 힘을 뺀 상태에서 시행하기 위해, 호흡을 깊게 들숨하고 날숨 끝에 시행한다.

‡ 목뼈 1, 2번 관절 밸런스 운동

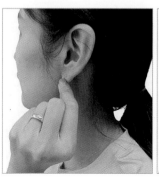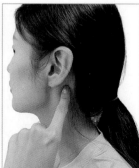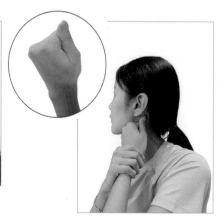

① 귓바퀴 아래에서 머리 뒤쪽으로 만져 보면 머리뼈 중 약간 튀어나와 있는 꼭지
   돌기(유양돌기)가 있다. 꼭지돌기 바로 아래 움푹 들어가는 곳을 찾는다.

② 주먹을 가볍게 말아 쥔 후 첫 번째 손가락을 조금 앞으로 내밀어 위로 밀어 올
   리기 편한 모양으로 만든다. 또는 두 번째 손가락을 굽힘하여 사용한다.

③ 유양돌기 아래 움푹 들어 간 지점에 첫 번째 손가락 끝을 갖다 댄다. 다른 손으
   로 손목을 잡고 빠르게 위로 올려 밀어 올려 쳐준다.

④ 목, 어깨와 팔 전체 근육에 힘을 뺀 상태에서 시행하기 위해, 호흡을 깊게 들숨
   하고 날숨 끝에 시행한다.

‡ 엉덩·두덩 관절 밸런스 운동

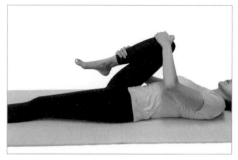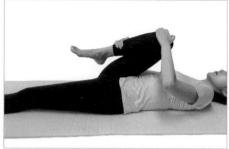

① 편안한 자세로 누워 오른쪽 무릎을 굽힘 한다.

② 굽힘할 때 왼손은 다리 안쪽, 오른손은 다리 바깥쪽을 가볍게 잡고, 최대한 굽힘

한다. 이때 호흡은 날숨하면서 최대한 몸의 힘을 뺀다.

③ 3회 정도 반복 후, 최대 굽힘 상태에서 호흡을 깊게 들숨하고 날숨 끝에, 빠르게 조금만 굽힘을 더 시행한다.

‡ 무릎 관절 밸런스 운동

밸런스 운동을 시행하기 전에 무릎 주변 근육근막, 인대 등을 충분히 자극(마사지) 하고 이완하여 유연하게 한 상태에서 시행한다.

① 무릎뼈(슬개골) 밸런스 운동

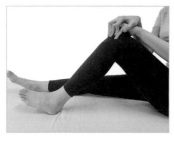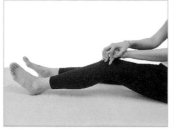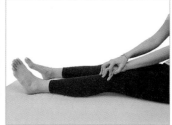

① 무릎을 펴하고, 무릎뼈(슬개골) 주변 근육·힘줄·인대를 마사지하고, 위/아래, 오른쪽/왼쪽 움직였어 부드럽게 이완시킨다.

② 양손으로 무릎뼈(슬개골)를 잡고 끌어 올리면서 무릎을 끝까지 굽힘 한다.

③ 무릎뼈(슬개골)를 잡은 손은 그대로 고정한 상태에서 다시 무릎을 다시 폄한다.

④ 불균형 된 무릎뼈(슬개골)가 정상적인 위치로 자리 잡게 된다.

② 정강뼈(경골) 밸런스 운동

① 넙다리뼈(대퇴골)와 정강뼈(경골) 관절사이의 미세한 공간이 있는 위치를 정확하게 촉진하여 찾는다.

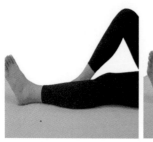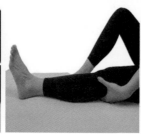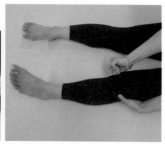

② 왼쪽 손바닥으로 무릎을 받치면서 정강뼈(경골)의 바깥쪽 튀어나온 지점을 첫 번째 손가락으로 촉진하여, 안쪽으로 약간 밀면서 고정한다

③ 오른쪽 주먹을 가볍게 말아 쥐고, 다섯 번째 손가락 손두덩으로 무릎 안쪽 관절 부위를 45도 각도로 가볍게 1~2번 짧게 끊어 친다.

④ 가쪽 돌림된 정강뼈(경골)가 정상적인 위치로 자리 잡게 된다.

‡ 발목 관절 밸런스 운동

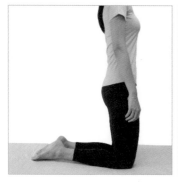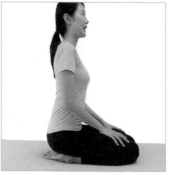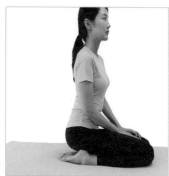

※ 김철(2009). 알기 쉬운 몸살림 운동, (사)몸살림운동본부, p69~102.

① 발을 모으고, 무릎을 90도 굽힘하고, 엉덩이와 상체의 균형을 잡고 무릎 굽힘 서기를 한다.

② 깊은 들숨 후, 날숨 끝에 몸의 힘을 뺀 후 엉덩이로 발뒤꿈치를 깔고 빠르게 앉는다.

③ 엉덩이로 왼발, 오른발 뒤꿈치를 교대하여 깔고 앉는다.

④ 발목 관절 치료법은 치료 환경과 손상 부위에 따라 다양한 방법이 있다. 전문가와 교육을 통해 학습되면, 일상생활에서 유용하게 사용된다.

특수 처방 운동법(밸런스 디자이너 치료사 교육 과정)

1. 전신 에너지 밸런스 활성법(스트레스, 허약체질 환자)
2. 스탠포드 프로토콜(골반 통증, 부교감 신경 활성화)
3. 두개골요법(심신, 자폐, 두개골 질환)
4. 타인 관절 밸런스 디자인4. 타인 밸런스 교정 치료법

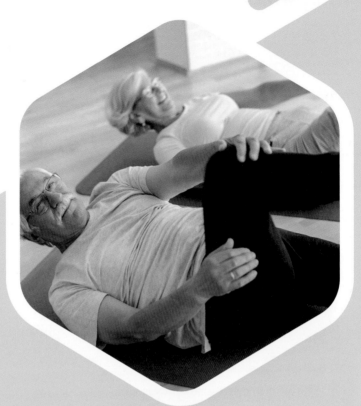

인체는
골반을 중심으로
근막으로 연결된
하나의 유기체다

Thomas W. Myers의 Anatomy Trains '근막경선 해부학' 원작(原作)의 내용을 요약하여 인용하였다.

'5 밸런스 디자인'은 근막 이론을 바탕으로 한 치료적 운동법이다.

인체는 근육과 뼈로 크게 구분되며, 그 사이에 혈관, 신경, 림프 등이 존재한다. 통증이라는 신호는 관절의 틀어짐과 근육(막) 뭉침과 신경 눌림, 즉 인체 불균형으로 나타나는 것이다. 대부분은 자연 치유력으로 불균형이 균형으로 복원된다. 그러나 한계치를 넘어서는 불균형이 지속적으로 반복되면 결국 만성질환이 되는 것이다.

'우리 몸은 하나로 연결되어 있다'는 대전제의 인식 변화가 건강의 시작이다. 현대의학은 너무나 세분되어 '나무를 보고 숲을 보지 못하는 경향'이 강하다. 약물 치료, 도수 치료, 재활 운동 치료 등 비수술적 방법을 통한 인체 밸런스의 안정화가 우선이다. 그래도 통증이 지속되면 최후 수단으로 수술을 선택해야 한다. 수술은 항상 보이지 않는 부작용이 공존한다는 사실을 잊어서는 안 된다.

모든 질병의 원인은 '근육근막의 7개 세로 라인' 불균형으로 시작된다. 7개 세로 라인을 가장 효율적으로 바로 잡는 치료법이 '5 밸런스 디자인(재활)'이다.

근·골격계질환을 약물, 주사, 시술, 수술요법으로 치료한 후, 바디 밸런스 디자인(재활)을 해야 치료의 완성이 된다.

「근육은 각각 다른 작용을 하는 순간에도 거미줄처럼 연결된 근막을 통해 전신에 걸쳐 기능적으로 통합되어 지속적인 영향을 미친다. 인체의 결합조직 섬유의 날줄과 씨줄을 따라 형성되는 근막의 얇은 판(sheet)과 선(line) 들은 그 경로를 확인할 수 있는 근육근막 경선(meridians of myfascia)을 형성한다.

안정성, 비틀림, 긴장, 고착, 탄성 그리고 이 책에서 가장 중요하게 다루는 보상적 자세들은 모두 이러한 경선을 따라 나타난다. 근육근막 경선체계(anatomy trains map)는 근육조직 내에서 전체적으로 작용하는 긴 장력의 띠와 고리를 간추려 나타낸 개략도인 '세로적 해부구조(longitudinal anatomy)'에 대한 정보를 제공한다.」

— Thomas W. Myers의 Anatomy Trains —

★ 7개의 근육근막 경선체계(anatomy trains)

기본선

(1) 표면 뒤 밸런스 선 (2) 표면 앞 밸런스 선 (3) 옆 밸런스 선

융합선

(4) 돌림 밸런스 선 (5) 팔 밸런스 선 (6) 기능 밸런스 선 (7) 깊은 앞 밸런스선

‡ (1) 표면 뒤 밸런스 선

[이마뼈눈확위능선 – 머리뼈위근막 – 뒤통수능선 – 척추세움근 – 허리엉치근막 – 엉치결절인대 – 궁둥뼈거친면 – 뒤넙다리근(햄스트링) – 장딴지근 – 아킬레스건 – 발바닥근막 – 발가락 끝]

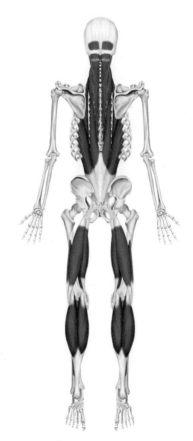

뒤 밸런스 선은 인체의 뒤쪽을 발끝에서 머리를 지나 눈썹까지 하나로 연결되어 뒤쪽 밸런스 기능을 가장 적정하게 유지하는 기능을 한다.

① 밸런스 기능과 움직임

뒤 밸런스 선이 인체에 작용하는 기능은 선천적인 굽힘 자세를 폄하는 기능을 한다. 태어날 때 엄마 배속의 태아 자세인 웅크림 자세를 성장하면서 바르게 폄하는 밸런스 선이다.

발끝에서 머리까지 위로 움직임, 머리에서 발끝까지 아래로 움직임, 골반을 중심으로 머리, 발끝까지 양 방향 움직임에 작용한다.

근육근막 밸런스 선은 단순히 한 방향으로 만 작용하는 것이 아니라 신경, 혈관과 함께 전신적인 네트워크로 인체를 연결하는 가장 큰 결합조직이다.

② 밸런스 디자인 관점

인체의 앞, 뒤, 옆쪽에 있는 기본선의 움직임 방향은 인체의 전신에 밸런스 유지 및 움직임을 위해 힘과 긴장을 전달하는 기능을 한다. 통증 부위 치료와 함께 허리 통증이 지속적으로 반복될 경우 통증 부위 치료와 함께 뒤 근육근막선을 따라 발끝에서 머리 끝까지 보상된 다름 통증 부위도 찾아 동시에 치료하는 것의 치료 매커니즘이다.

밸런스 디자인(재활)의 기본 평가선 중 가장 손상과 변형이 가장 많은 선이 '뒤 밸런스 선'의 특징이다. 셀프 치료적 운동인 'K- 맥킨지 폄 운동'으로 '뒤 밸런스 선'(목, 등, 허리, 골반)을 밸런스 디자인(재활)하는 것이다.

‡ (2) 표면 앞 밸런스 선

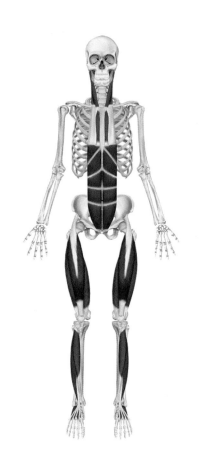

[머리근막 – 꼭지돌기 – 목빗근 – 복장뼈 – 배곧은근 – 두덩뼈결절 – 아래앞엉덩뼈가시 – 넙다리네갈래근 – 무릎뼈아래힘줄 – 앞정강근 – 발가락폄근 – 발가락 끝]

앞 밸런스 선은 발끝에서 머리 옆면까지 인체의 앞 표면 전체를 상·하체 두 개의 부분으로 연결되어 있다. 발끝에서 골반까지, 골반에서 머리까지 구분되어 있으나, 바로 선 자세에서 엉덩관절을 폄하면, 하나의 연속적인 밸런스 선 기능을 한다.

① 밸런스 기능과 움직임

뒤 밸런스 선과 함께 인체의 앞·뒤 밸런스를 유지하는 근육근막 선이다. 머리에서 장력을 유지하여 얼굴, 복장뼈, 가슴우리, 골반을 들어 올리는 기능과 신체 앞 부위에 위치한 각종 내장 기관을 방어하는 역할을 한다.

움직임 기능으로는 몸통과 엉덩관절 굽힘, 무릎 관절 폄, 발등 쪽 굽힘, 발가락의 폄을 하며, 지구력이 뛰어난 뒤 밸런스 선과 빠른 반응의 앞 밸런스 선이 상호 보완 작용으로 전신의 밸런스를 유지한다.

② 밸런스 디자인 관점

인체를 앞에서 관찰하는 것은 근육근막선의 오른쪽·왼쪽 밸런스를 평가하고, 옆면에서 관찰하는 것은 앞·뒤 밸런스를 평가하는 방법이다.

보상 패턴으로는 어깨뼈 앞 굽음, 골반 앞 굽음, 무릎의 back knee, 발바닥 굽힘 제한 등의 자세를 취하게 된다. 이런 증상의 자세 불균형은 앞·뒤 밸런스 평가를 우선으로 고려하여 밸런스 디자인(재활) 플랜을 만든다.

무릎 폄 제한 밸런스 디자인(재활)에 앞 밸런스 선의 근육근막의 이완이 대표적 임상사례로 적용한다. 머리, 얼굴의 모든 증상 모든 질환의 밸런스 디자인도 상체의 앞 밸런스 선의 근육근막(목빗근, 복장근, 배곧은근) 선을 긴요하게 적용한다.

인간은 극한의 공포, 두려움에 노출되면 무의식적 본능으로 '앞 밸런스 선'의 수축으로 '엄마 뱃속 태아 자세' 즉 1차 만곡(굽힘) 자세가 된다.

‡ (3) 옆 밸런스 선

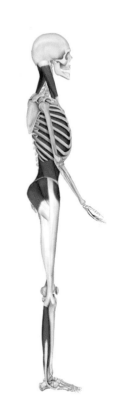

[뒤통수뼈능선, 꼭지돌기 – 널판근, 목빗근, 목갈비근 – 바깥·속갈비사이근 – 배바깥·속빗근 – 엉덩뼈능선 – 볼기근, 넙다리근막긴장근 – 엉덩정강근막띠 – 종아리근 – 제1, 5 발허리뼈바닥]

옆 밸런스 선은 발의 안쪽과 바깥쪽 중간 지점에서 출발하여 발목의 바깥 종아리와 넙다리 바깥쪽으로 올라가, 몸통 옆을 지나가면서 어깨, 머리 꼭지돌기까지 몸의 양쪽을 잡아준다.

① 밸런스 기능과 움직임

옆 밸런스 선은 오른쪽·왼쪽 밸런스를 유지하며 앞, 뒤, 팔, 돌림 밸런스 선 사이의 전체 적인 힘, 긴장의 조정 기능을 한다. 그리고 옆 밸런스 선은 몸통과 다리를 고정하여 팔의 원활한 움직임이 가능하도록 유지, 제어 기능도 한다.

② 밸런스 디자인 관점

옆 밸런스 선은 턱 관절과 발목 관절에 대한 중요한 평가 및 치료 패턴이며, 다리·척추·가슴우리 변형 등 상체 불균형에 깊이 관여한다.

임상에서 턱 관절 밸런스를 바로 잡기위해서 목.어깨 밸런스와 함께 발 아치에서 종아리 근육, 엉덩정강근막띠, 넙다리근막긴장근, 골반까지 옆 밸런스 선 전체를 안정화해야 해결되는 경우도 많다. 몸의 컨디션 상황에 따라 빠르게 밸런스 평가가 필요할 때 옆 밸런스 디자인(재활)만 진행해도 가장 효율적인 결과를 도출한다.

표면 뒤 밸런스 선의 노출은 홍보 및 광고에서 '아니오(no)'의 표현이라면, 옆 밸런스 선의 노출은 '아마도(maybe)'에 의미를 나타낸다고 한다. 감성적이고, 유혹적인 옷의 광고에 신체의 옆면을 얼마나 자주, 자연스럽게 노출하느냐가 광고의 메인 포인트로라고 한다.

‡ (4) 돌림 밸런스 선

[머리뒤통수뼈능선, 꼭지돌기, 목뼈1.2번 – 널판근 – 마름근 – 앞톱니근, 배바깥빗근– 백색선 – 배속빗근 – 넙다리근막긴장근 – 엉덩정강근막띠 – 앞정강근 – 제1발허리뼈바닥– 긴종아리근 – 넙다리두갈래근 – 엉치결절인대 – 엉치허리근막 – 척추세움근 – 머리뒤통수뼈능선]

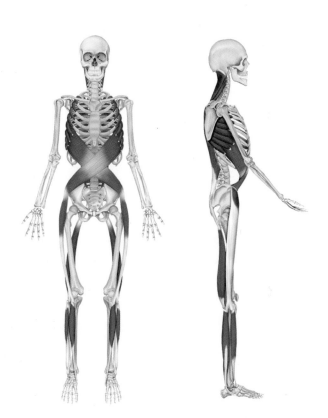

돌림선 밸런스 선은 이중 나선형 구조로 몸을 감싸고 돌림한다. 머리의 각 옆면에서 출발하여 등 윗부분 목뼈 7번에서 교차하여 어깨로 연결하고, 배꼽에서 교차하여 골반으로 연결된다.

① 밸런스 기능과 움직임

돌림선 밸런스 선은 모든 면을 가로질러 균형 유지를 돕는 이중 나선으로 몸을 감싸는 기능과 발 아치와 골반 기울기 밸런스를 유지하고 조절한다.

몸에 돌림운동을 만들거나 조정하고, 이완성 수축과 등척성 수축에서 몸통의 밸런스를 안정적으로 유지하며, 다리가 돌림으로 밸런스가 무너지는 것을 보호해준다.

② 밸런스 디자인 관점

마름모근과 앞톱니근, 어깨올림근의 연결선을 함께 치료해야 효과적이다. 목뼈7번 교차점과 배꼽 교차점은 어깨 밸런스와 골반 밸런스의 디자인(재활) 포인트이다. 종아리근과 앞정강근을 연결하는 슬링구조는 발목과 골반 밸런스 디자인을 위한 평가와 치료 포인트이다.

어깨 밸런스, 골반 밸런스, 다리 밸런스 즉 부분 밸런스 디자인(재활)을 먼저하고, 전체적인 밸런스 디자인(재활)을 하는 방법과 순서를 바꾸어 밸런스 디자인(재활)을 하는 것은 환자의 컨디션과 환경에 따라 치료사가 가장 효율적인 방법을 선택하면 된다.

‡ (5) 팔 밸런스 선

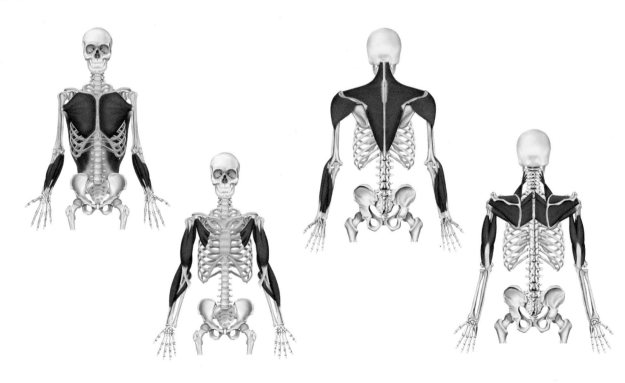

A. 심부 앞 팔선

[갈비뼈3.4.5번 – 작은가슴근, 빗장밑근 – 위팔두갈래근 – 뒤침근, 원엎침근 – 긴엄지굽힘근 – 엄지두덩근 – 엄지손가락 가쪽]

B. 표면 앞 팔선

[빗장뼈, 갈비연골 – 큰가슴근, 넓은등근 – 내측근간중격 – 손목굽힘근 – 손목터널 – 손바닥면 – 손가락]

C. 심부 뒤 팔선

[아래쪽 목뼈, 위쪽 가슴뼈 – 마름근, 어깨올림근 – 회전근개 – 위팔세갈래근 – 자쪽손목굽힘근 – 새끼두덩근 – 새끼손가락 가쪽]

D. 표면 뒤 팔선

[머리뒤통수뼈,목덜미인대,가슴뼈 – 등세모근 – 어깨세모근 – 외측근간중격 – 손목폄근 – 손등면 – 손가락]

중심축 척추에서 엄지손가락, 새끼손가락, 손바닥, 손등으로 연결되는 4개의 팔 밸런스 선이다.

① 밸런스 기능과 움직임

팔꿈치 긴장은 등 가운데 영향을 미치고, 어깨의 불균형은 갈비뼈와 목, 호흡 기능에 큰 부담을 줄 수 있다. 밸런스 선 전체를 하나로 보는 관점으로 기능과 움직임을 분석하면 쉽게 불균형의 원인과 밸런스 디자인이 가능해진다.

② 밸런스 디자인 관점

모든 종류의 어깨 문제, 가슴우리, 머리, 목 관련 질환에 팔 밸런스 선이 관여한다. 팔, 손의 문제를 팔과 손에서 만 평가하고 분석하면, 밸런스 디자인(재활)은 원하는 결과를 얻지 못한다. 다양한 만성 어깨 질환의 원인도 전체적인 팔 밸런스 선의 흐름에 따라 움직임과 기능을 분석해야 해결점을 찾을 수 있다.

테니스, 골프 엘보우 통증 치료를 위해 팔 밸런스 선이 기준이 된다. 치료적 운동법에 상세히 설명되어 있다.

‡ (6) 기능 밸런스 선

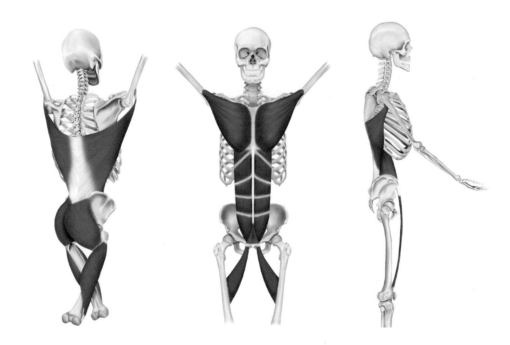

뒤 기능 밸런스 선(팔 내측근간중격 – 다리 외측근간중간)

[넓은등근 – 큰볼기근 – 가쪽넓은근 – 무릎뼈아래힘줄]

앞 기능 밸런스 선(팔 외측근간중격 – 다리 내측근간중역)

[큰가슴근 – 배곧은근 – 긴모음근]

같은쪽 기능 밸런스 선

[넓은등근 – 바깥배빗근 – 넙다리빗근]

기능 밸런스 선은 팔 밸런스 선이 몸통을 반대쪽 골반과 다리를 연결 지지하는 밸런스 선이다.

① 밸런스 기능과 움직임

기능 밸런스 선은 요가 자세 또는 위쪽 어깨 복합체를 몸통에 안정시킬 필요가 있는 자세에서 주로 사용된다. 팔의 안쪽 근간중격과 다리의 가쪽 근간중격을 연결하고, 반대로 팔의 가쪽 근간중격과 다리의 안쪽 근간중격을 연결하여 몸통과 팔, 다리 밸런스를 유지와 안정화 기능을 한다.

② 밸런스 디자인 관점

척추.골반 밸런스에서 넓은등근과 큰볼기근, 배곧은근과 모음근 연결 라인을 응용하여 불균형으로 인한 투수의 콘트롤 난조와 스피드 저조를 향상시키는 기능 밸런스 선이 적용된다.

‡ (7) 깊은 앞 밸런스 선

〈아래 뒤쪽〉: 뒤정강근, 발바닥굽힘근 – 슬와근 – 큰모음근 – 골반바닥근 – 앞세로인대

〈아래 앞쪽〉: 뒤정강근, 발바닥굽힘근 – 긴·짧은모음근 – 엉덩허리근 – 앞세로인대

〈위 뒤쪽〉: 앞세로인대 – 목긴근 – 머리긴근 – 머리뒤통수뼈바닥

〈위 중간〉: 앞세로인대 – 가로막 – 심장막, 세로칸 – 앞척추근막 – 목갈비근 – 나비뼈

〈위 앞쪽〉: 앞세로인대 – 가로막 – 가슴가로근 – 목뿔아래근 – 목뿔 위근 – 혀

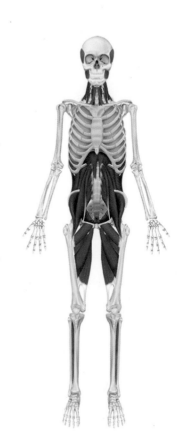

① 밸런스 기능과 움직임

깊은 앞 밸런스 선은 '3차원 공간'으로 해석하고 분석해야 한다. 인체의 전신적 밸런스 유지와 안정화 기능이 가장 중요한 역할이다.

발아치 밸런스, 엉덩.무릎.발목 관절 밸런스, 척추 앞 밸런스, 가로막 밸런스, 머리와 목 밸런스, 호흡과 보행 리듬 밸런스, 표면 앞.뒤 밸런스 등의 부분 밸런스를 하나로 연결된 것이 깊은 앞 밸런스 선이다.

엉덩관절의 모음, 가로막 밸런스 운동을 제외한 특정 기능은 없지만, 인체의 어떠한 움직임과 동작도 '깊은 앞 밸런스 선'의 도움 없이 지속적인 기능을 할 수 없다.

② 밸런스 디자인 관점

깊은 앞 밸런스 선은 3차원의 공간적 관점에서 다리의 뒤와 목과 몸통의 앞 밸런스를 유지해주는 역할을 한다.

인체의 깊은 근육은 지근섬유가 속근섬유 보다 구성 비율이 높다. 움직임을 할 때 지근섬유가 먼저 활성화, 다음 속근섬유 활성화로 통합적인 움직임이 완성된다.

임상에서 엉덩허리근의 강한 수축을 해결하기 먼저 머리긴근, 목긴근의 자극을 통해 엉덩허리근의 긴장을 이완하는 것과 골반 아래근육(골반저근) 수축을 해결하기 위해 발아치, 뒤정강근, 오금근, 큰모음근의 자극을 통해 골반저근을 이완하는 것이 깊은 앞 밸런스 선의 적용법이다.

깊은 앞 밸런스 선의 밸런스 디자인(재활)은 근.골격계 질환과 함께 내장기 질환의 치료에 아주 효과적으로 활용한다. 척추 밸런스 디자인(재활)은 척수 신경 31쌍과 내장기를 지배하는 자율신경의 밸런스를 효율적으로 관리하는 것과 뇌의 나비뼈를 활성화하여 치매와 파킨슨 질환의 예방 및 치료적 운동인 발아치 걷기의 이론적 토대가 된다.

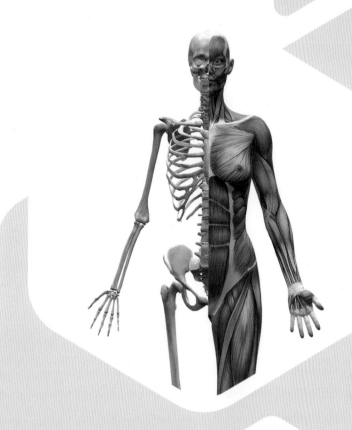

부록

인체의 움직임

굽힘(flexion)	관절각도가 줄어들면서 두 뼈가 가까워짐
폄(extension)	관절각도가 늘면서 두 뼈가 멀어짐
모음(adduction)	팔다리가 정중선에서 가까워짐
벌림(abduction)	팔다리가 정중선에서 멀어짐
돌림(rotation)	신체 분절을 하나의 축으로 돌림
올림(elevation)	위쪽으로 들어올리는 운동
내림(depression)	아래쪽으로 내리는 운동
내밈(protraction)	앞으로 내미는 운동
들임(retraction)	뒤쪽으로 끌어당기는 운동
뒤침(supination)	아래팔 손등이 위로 보다가 다시 손바닥이 보이게 돌림
엎침(pronation)	손바닥이 위를 보다가 손등이 위가 되게 엄지를 안으로 돌림
발등굽힘(dorsi)	발등을 위쪽으로 굽히는 운동
발바닥굽힘(plantar)	발바닥을 아래쪽으로 굽히는 운동
안쪽번짐(inversion)	발바닥이 서로 마주 보도록 안으로 굽히는 운동
가쪽번짐(eversion)	발바닥이 서로 가쪽으로 향하도록 굽히는 운동

★ 목 관절 가동 범위

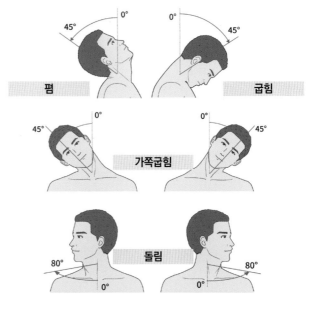

★ 어깨 관절 가동 범위

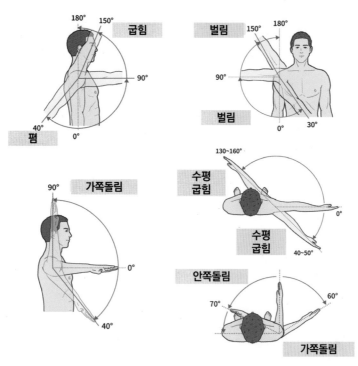

★ 팔꿈치&손목 관절 가동 범위

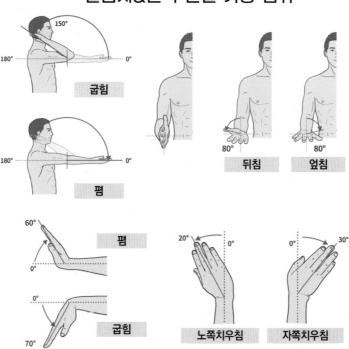

★ 등 관절 가동 범위

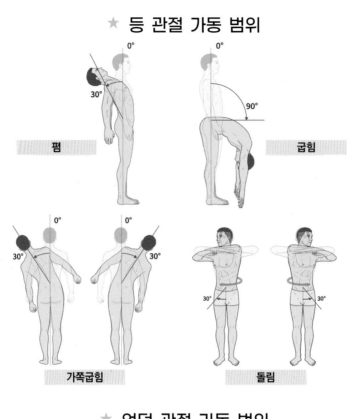

펌

굽힘

가쪽굽힘

돌림

★ 엉덩 관절 가동 범위

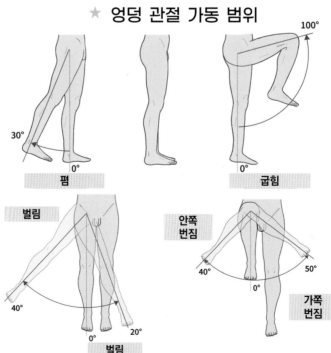

펌

굽힘

벌림

안쪽
번짐

가쪽
번짐

벌림

★ 어깨 관절 가동 범위

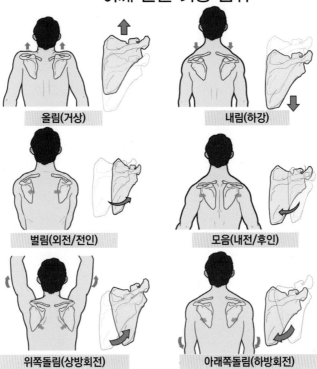

올림(거상)

내림(하강)

벌림(외전/전인)

모음(내전/후인)

위쪽돌림(상방회전)

아래쪽돌림(하방회전)

★ 발 관절 가동 범위

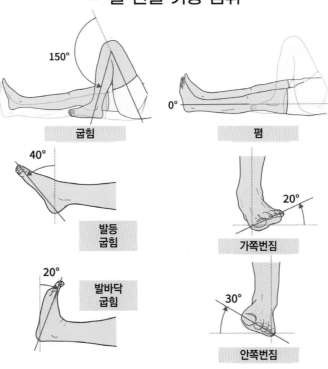

150°

굽힘

0°

폄

40°

발등
굽힘

20°

가쪽번짐

20°

발바닥
굽힘

30°

안쪽번짐

02

인체의 구조

골격계(앞면)

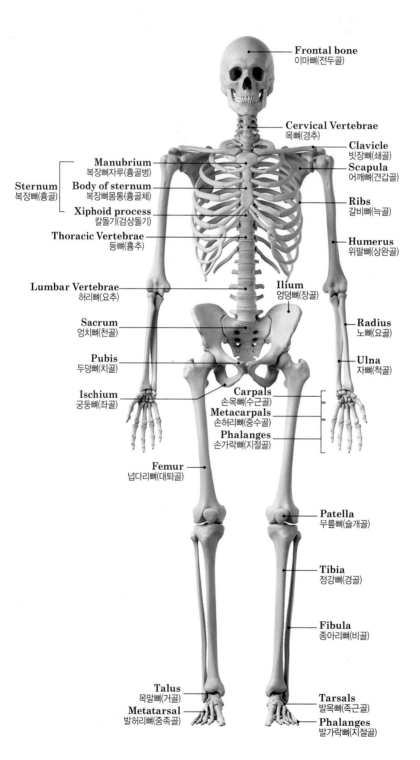

Frontal bone
이마뼈(전두골)

Cervical Vertebrae
목뼈(경추)

Clavicle
빗장뼈(쇄골)

Manubrium
복장뼈자루(흉골병)

Scapula
어깨뼈(견갑골)

Sternum
복장뼈(흉골)

Body of sternum
복장뼈몸통(흉골체)

Ribs
갈비뼈(늑골)

Xiphoid process
칼돌기(검상돌기)

Thoracic Vertebrae
등뼈(흉추)

Humerus
위팔뼈(상완골)

Lumbar Vertebrae
허리뼈(요추)

Ilium
엉덩뼈(장골)

Sacrum
엉치뼈(천골)

Radius
노뼈(요골)

Pubis
두덩뼈(치골)

Ulna
자뼈(척골)

Ischium
궁둥뼈(좌골)

Carpals
손목뼈(수근골)

Metacarpals
손허리뼈(중수골)

Phalanges
손가락뼈(지절골)

Femur
넙다리뼈(대퇴골)

Patella
무릎뼈(슬개골)

Tibia
정강뼈(경골)

Fibula
종아리뼈(비골)

Talus
목말뼈(거골)

Tarsals
발목뼈(족근골)

Metatarsal
발허리뼈(중족골)

Phalanges
발가락뼈(지절골)

골격계 (뒷면)

Parietal bone
마루뼈(두정골)

Occipital bone
뒤통수뼈(후두골)

1st cervical vertebra/atlas
제1목뼈(제1경추, 환추)

2st cervical vertebra/axis
제2목뼈(제2경추, 축추)

Cervical Vertebrae
목뼈(경추)

Clavicle
빗장뼈(쇄골)

Scapula
어깨뼈(견갑골)

Thoracic Vertebrae
등뼈(흉추)

Costal bone
갈비뼈(늑골)

Humerus
위팔뼈(상완골)

Lumbar Vertebrae
허리뼈(요추)

Ulna
자뼈(척골)

Sacrum
엉치뼈(천골)

Radius
노뼈(요골)

Coccygeal bone
꼬리뼈(미골)

Ischial tuberosity
궁둥뼈결절(좌골결절)

Femur
넙다리뼈(대퇴골)

Medial condyle
안쪽관절융기(내측과)

Lateral condyle
가쪽관절융기(외측과)

Tibia
정강뼈(경골)

Fibula
종아리뼈(비골)

Calcaneus
발꿈치뼈(종골)

골격계(옆면)

Parietal bone
마루뼈(두정골)

Frontal bone
이마뼈(전두골)

Occipital bone
뒤통수뼈(후두골)

Temporal bone
관자뼈(측두골)

Cervical Vertebrae
목뼈(경추)

Clavicle
빗장뼈(쇄골)

Scapula
어깨뼈(견갑골)

Ribs
갈비뼈(늑골)

Humerus
위팔뼈(상완골)

Lumbar Vertebrae
허리뼈(요추)

Radius
노뼈(요골)

Sacrum
엉치뼈(천골)

Ulna
자뼈(척골)

Pubis
두덩뼈(치골)

Ischium
궁둥뼈(좌골)

Carpals
손목뼈(수근골)

Metacarpals
손허리뼈(중수골)

Phalanges
손가락뼈(지절골)

Femur
넙다리뼈(대퇴골)

Patella
무릎뼈(슬개골)

Tibia
정강뼈(경골)

Fibula
종아리뼈(비골)

Tarsals
발목뼈(족근골)

Talus
목말뼈(거골)

Metatarsal
발허리뼈(중족골)

Calcaneus
발꿈치뼈(종골)

Phalanges
발가락뼈(지절골)

Galea aponeurotica
머리덮개널힘줄(모상건막)
Frontal belly
이마힘살
Zygomaticus minor m.
작은광대근(소관골근)
Zygomaticus major m.
큰광대근(대관골근)
Orbicularis oris m.
입둘레근(구륜근)
Trapezius m.
등세모근(승모근)
Pectoralis major m.
큰가슴근(대흉근)
Biceps brachii m.
위팔두갈래근(상완이두근)
Serratus anterior m.
앞톱니근(전거근)
Flexor carpi radialis m.
노쪽손목굽힘근(요골수근굴근)
Rectus abdominis m.
배곧은근(복직근)
Pectineus m.
두덩근(치골근)
Adductor longus m.
긴모음근(장내전근)
Adductor magnus m.
큰모음근(대내전근)
Rectus femoris m.
넙다리곧은근(대퇴직근)
Vastus medialis m.
안쪽넓은근(내측광근)
Vastus lateralis m.
가쪽넓은근(외측광근)
Patellar ligament
무릎뼈인대(슬개인대)
Peroneus longus m.
긴종아리근(장비골근)
Soleus m.
가자미근
Extensor digitorum longus m.
긴발가락폄근(장지신근)

Temporalis m.
관자근(측두근)
Orbicularis oculi m.
눈둘레근(안륜근)
Masseter m.
깨물근(교근)
Sternocleidomastoid m.
목빗근(흉쇄유돌근)
Deltoid m.
어깨세모근(삼각근)
Latissimus dorsi m.
넓은등근(광배근)
Obliquus internus abdominis m.
배속빗근(내복사근)
Pronator teres m.
원엎침근(원회내근)
Brachioradialis m.
위팔노근(상완요근)
Palmaris longus m.
긴손바닥근(장장근)
Tensor fasciae latae m.
넙다리근막긴장근(대퇴근막장근)
Gracilis m.
두덩정강근(박근)
Sartorius m.
넙다리빗근(봉공근)
Tendon of Quadriceps femoris m.
넙다리네갈래근힘줄(대퇴사두근건)
Gastrocnemius m.
장딴지근(비복근)
Tibialis anterior m.
앞정강근(전경골근)

Depressor anguli oris m.
입꼬리내림근(구각하체근)
Platysma m.
넓은목근(광경근)

Rectus abdominis m.
배곧은근(복직근)
Obliquus externus abdominis m.
배바깥빗근(외복사근)
Obliquus internus abdominis m.
배속빗근(내복사근)
Transversus abdominis m.
배가로근(복횡근)

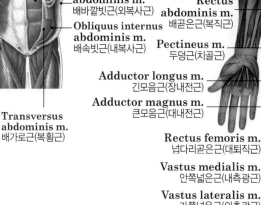

177

근육계(뒷면)

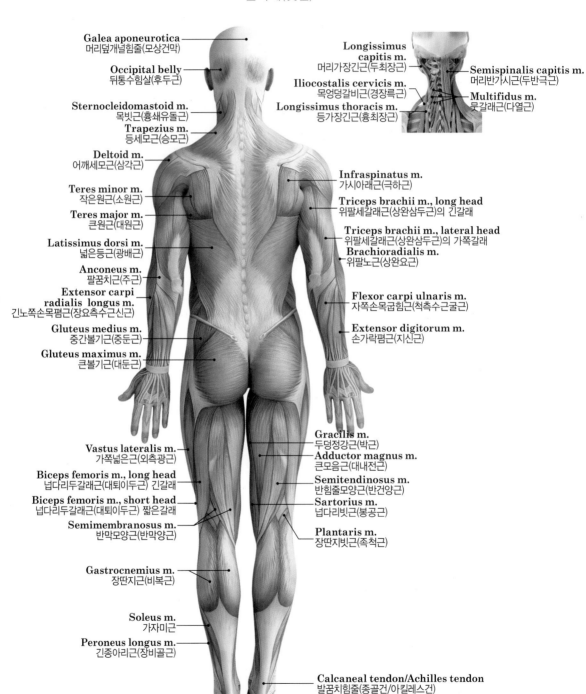

Galea aponeurotica
머리덮개널힘줄(모상건막)

Occipital belly
뒤통수힘살(후두근)

Sternocleidomastoid m.
목빗근(흉쇄유돌근)

Trapezius m.
등세모근(승모근)

Deltoid m.
어깨세모근(삼각근)

Teres minor m.
작은원근(소원근)

Teres major m.
큰원근(대원근)

Latissimus dorsi m.
넓은등근(광배근)

Anconeus m.
팔꿈치근(주근)

Extensor carpi
radialis longus m.
긴노쪽손목폄근(장요측수근신근)

Gluteus medius m.
중간볼기근(중둔근)

Gluteus maximus m.
큰볼기근(대둔근)

Vastus lateralis m.
가쪽넓은근(외측광근)

Biceps femoris m., long head
넙다리두갈래근(대퇴이두근) 긴갈래

Biceps femoris m., short head
넙다리두갈래근(대퇴이두근) 짧은갈래

Semimembranosus m.
반막모양근(반막양근)

Gastrocnemius m.
장딴지근(비복근)

Soleus m.
가자미근

Peroneus longus m.
긴종아리근(장비골근)

Longissimus
capitis m.
머리가장긴근(두최장근)

Iliocostalis cervicis m.
목엉덩갈비근(경장륵근)

Longissimus thoracis m.
등가장긴근(흉최장근)

Semispinalis capitis m.
머리반가시근(두반극근)

Multifidus m.
뭇갈래근(다열근)

Infraspinatus m.
가시아래근(극하근)

Triceps brachii m., long head
위팔세갈래근(상완삼두근)의 긴갈래

Triceps brachii m., lateral head
위팔세갈래근(상완삼두근)의 가쪽갈래

Brachioradialis m.
위팔노근(상완요근)

Flexor carpi ulnaris m.
자쪽손목굽힘근(척측수근굴근)

Extensor digitorum m.
손가락폄근(지신근)

Gracilis m.
두덩정강근(박근)

Adductor magnus m.
큰모음근(대내전근)

Semitendinosus m.
반힘줄모양근(반건양근)

Sartorius m.
넙다리빗근(봉공근)

Plantaris m.
장딴지빗근(족척근)

Calcaneal tendon/Achilles tendon
발꿈치힘줄(종골건/아킬레스건)

근육계 (옆면)

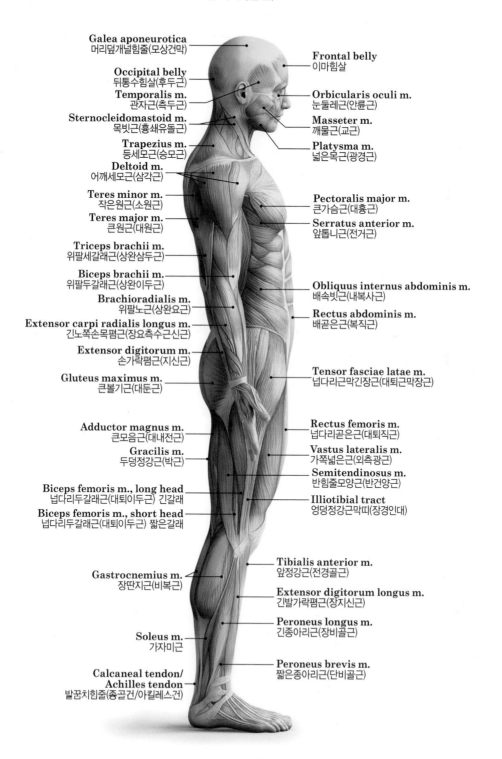

Galea aponeurotica
머리덮개널힘줄(모상건막)

Frontal belly
이마힘살

Occipital belly
뒤통수힘살(후두근)

Temporalis m.
관자근(측두근)

Orbicularis oculi m.
눈둘레근(안륜근)

Sternocleidomastoid m.
목빗근(흉쇄유돌근)

Masseter m.
깨물근(교근)

Trapezius m.
등세모근(승모근)

Platysma m.
넓은목근(광경근)

Deltoid m.
어깨세모근(삼각근)

Teres minor m.
작은원근(소원근)

Pectoralis major m.
큰가슴근(대흉근)

Teres major m.
큰원근(대원근)

Serratus anterior m.
앞톱니근(전거근)

Triceps brachii m.
위팔세갈래근(상완삼두근)

Biceps brachii m.
위팔두갈래근(상완이두근)

Brachioradialis m.
위팔노근(상완요근)

Obliquus internus abdominis m.
배속빗근(내복사근)

Extensor carpi radialis longus m.
긴노쪽손목폄근(장요측수근신근)

Rectus abdominis m.
배곧은근(복직근)

Extensor digitorum m.
손가락폄근(지신근)

Gluteus maximus m.
큰볼기근(대둔근)

Tensor fasciae latae m.
넙다리근막긴장근(대퇴근막장근)

Adductor magnus m.
큰모음근(대내전근)

Rectus femoris m.
넙다리곧은근(대퇴직근)

Gracilis m.
두덩정강근(박근)

Vastus lateralis m.
가쪽넓은근(외측광근)

Semitendinosus m.
반힘줄모양근(반건양근)

Biceps femoris m., long head
넙다리두갈래근(대퇴이두근) 긴갈래

Illiotibial tract
엉덩정강근막띠(장경인대)

Biceps femoris m., short head
넙다리두갈래근(대퇴이두근) 짧은갈래

Tibialis anterior m.
앞정강근(전경골근)

Gastrocnemius m.
장딴지근(비복근)

Extensor digitorum longus m.
긴발가락폄근(장지신근)

Peroneus longus m.
긴종아리근(장비골근)

Soleus m.
가자미근

Peroneus brevis m.
짧은종아리근(단비골근)

Calcaneal tendon/
Achilles tendon
발꿈치힘줄(종골건/아킬레스건)

신경계통

Cranial nerve
뇌신경

Cerebrum
대뇌
Brainstem
뇌줄기(뇌간)
Cerebellum
소뇌
Spinal cord
척수

CNS(Central Nervous System)
중추신경계

Brachial plexus
팔신경얼기(완신경총)

Thoracic spinal nerves
가슴신경(흉신경)

Musculocutaneous nerve
근육피부신경(근피신경)

Intercostal nerve
갈비사이신경(늑간신경)

Median nerve
정중신경

Spinal ganglion
척수신경얼기(척수신경절)

Radial nerve
노신경(요골신경)

Ulnar nerve
자신경(척골신경)

Subcostal nerve
갈비밑신경(늑하신경)

Lumbar plexus
허리신경얼기(요신경총)

Sacral plexus
엉치신경얼기(천골신경총)

Obturator nerve
폐쇄신경

Pudendal nerve
음부신경

Femoral nerve
넙다리신경(대퇴신경)

Sciatic nerve
궁둥신경(좌골신경)

Tibial nerve
정강신경(경골신경)

Common peroneal nerve
온종아리신경(총비골신경)

Saphenous nerve
두렁신경(복재신경)

Deep peroneal nerve
깊은종아리신경(심비골신경)

Superficial peroneal nerve
얕은종아리신경(천비골신경)

밸런스 디자인(재활) 아카데미 과정

시니어들이여, 퇴직 이후 건강한 삶에 대한 염려와 걱정을 하지 마라!

건강하고 행복한 삶을 영위할 수 있는 기본은 '연금자산'과 '건강자산'의 조화로운 관리이다. 연금자산 관리는 국가에서, 건강자산 관리는 '밸런스 디자인 아카데미'에서 자격증을 취득하여 자신과 가족의 건강을 지키고 수익도 창출 할 수 있는 제2의 인생을 시작하세요.

시니어 건강 교육은 우리 시니어들이 가장 잘 이해하고 소통할 수 있다.

‡ 밸런스 디자인(재활) 아카데미 과정

1. 자격증 1급 과정(실기 1) : 시니어 밸런스 디자이너 1급
   (Senior Balance Designer)

2. 자격증 2급 과정(실기 2) : 시니어 밸런스 디자이너 2급
   (Senior Balance Designer)

3. 자격증 1급 과정(실기 1) : 시니어 밸런스 댄스 디자이너 1급
   (Senior Balance Dance Designer)

4. 자격증 2급 과정(실기 2) : 시니어 밸런스 댄스 디자이너 2급
   (Senior Balance Dance Designer)

5. 자격증 1급 과정(실기 1) : 밸런스 디자인 치료사 1급
   (Balance Design Therapist)

6. 자격증 2급 과정(실기 2) : 밸런스 디자인 치료사 2급
   (Balance Design Therapist)

★ 시니어 (인체) 밸런스 디자인 지도자 1급, 2급 과정

'JPL 스포츠 의·과학 연구소'에서 주관하는 시니어 인체 밸런스 디자이너 1급, 2급 과정 시니어(50, 60, 70대), 퇴직 예정자, 퇴직자, 건강에 관심 있는 분을 대상으로 올바른 자세와 생활 습관, 밸런스 디자인(재활)을 위한 평가 및 치료, 치료적 운동법을 본인이 실천하고 체득할 수 있도록 전문 강사진들과 함께 체계적인 전문 프로그램을 운영하여 건강 교육 프로그램을 기획하고, 교육하는 전문가를 양성하는 과정이다.

개인, 동호회 모임, 문화센터, 스포츠센터, 사회복지관, 요양보호사, 평생교육원, 요양병원, 노인대학, 종교시설, 배움교실, 주민건강프로그램, 경로당 등에서 전문 강사로 활동한다.

과정	교육내용
SBD 1급	(우리 몸) 건강 지킴이 과정 » 시니어 밸런스 디자이너 2급 자격증 보유자 대상 교육 » 인체의 7가지 근육근막 세로 라인 교육 » 올바른 자세, 생활 습관, 5 밸런스 디자인 평가 및 치료적 운동법 교육 » 건강하고 행복한 '가족'을 지킬 수 있는 '건강 지킴이' 강사 교육 과정
SBD 2급	(내 몸) 건강 지킴이 과정 » 건강한 신체를 유지할 수 있는 5 밸런스 디자인 기초 이론 교육 » 올바른 자세와 생활 습관을 위한 5 밸런스 디자인 치료적 운동법 교육 » 건강하고 행복한 '내' 몸을 지킬 수 있는 '건강 지킴이" 강사 교육 과정

★ 시니어 밸런스 댄스 디자인 지도자 1급, 2급 과정

'JPL 스포츠 의·과학 연구소'에서 주관하는 밸런스 댄스 디자인 지도자 과정은 바디 밸런스를 유지하고 정렬하여, 스트레스를 줄이고 정신 건강을 개선하는 데 도움이 된다.

춤 동작과 관련된 움직임은 마음과 육체 밸런스를 재활하여 삶의 질을 높이는 최고의 스포츠 재활 프로그램이다.

직접 체득할 수 있도록 전문 강사진들과 함께 체계적으로 교육하여 개인, 동호회 모임, 문화센터, 스포츠센터, 사회복지관, 요양보호사, 단체, 기업에서 건강 교육 프로그램을 기획하고, 교육하는 전문 강사를 양성하는 과정이다.

과정	교육내용
SBDD 1급	시니어 밸런스 디자인이너 심화 과정 » 인체의 7가지 근육근막 세로 라인 교육 » 어깨 밸런스, 골반 밸런스, 발 밸런스 댄스 » 밸런스 댄스 디자인 프로그램(10분, 30분) » 댄스 지도자 (우리 몸) 건강 지킴이 과정
SBDD 2급	시니어 밸런스 디자인이너 과정 » 어깨 밸런스, 골반 밸런스, 발 밸런스, 전신 댄스 » 밸런스 댄스 디자인 프로그램(10분, 30분) » 댄스 지도자 (내 몸) 건강 지킴이 과정

★ 밸런스 디자인 치료사 과정

NS(신경계), OS(정형계), 물리(운동) 치료사들이 보존적 치료적 관점과 함께, 인체를 골반을 중심으로 근육근막으로 연결된 하나의 유기체라는 통합적 관점으로 바라볼 수 있는 밸런스 디자인 치료사를 교육하는 과정이다.

임상 경험과 밸런스 디자인 세라피를 융합하여 자신 만의 치료법을 완성할 수 있는 교육 기회가 될 것이다.

과정	교육내용
BDT 1급	밸런스 디자인 치료사 2급 대상자 심화 과정 » 밸런스 디자인 세라피 메커니즘(근육학, 장부학, 임상실기) » 밸런스 디자인 세라피 전문 강사 과정 » 밸런스 디자인센터 오픈 필수 준비 과정 » 물리치료사, 운동치료사 (우리 몸) 건강지킴이 과정
BDT 2급	밸런스 디자인 치료사 과정 » 올바른 자세, 생활 습관, 밸런스 운동법, k-맥킨지 펌 운동법 실습 » 임상 실습 위주의 밸런스 디자인 치료사 양성 과정 » 물리치료사, 운동치료사 (내 몸) 건강지킴이 과정

★ 교육 커리큘럼(자격증 과정에 따른 난이도 차등)

시니어 밸런스 디자인 지도자 1급.2급, 시니어 밸런스 댄스 디자인 지도자 1급.2급, 밸런스 디자인 물리·운동치료사 1급.2급 과정에 따라 교육 내용이 조정됩니다.

‡ 올바른 자세와 밸런스 디자인(재활)

교육과정	교육내용(이론+실기)
인체 불균형 & 밸런스 디자인(재활)	5 밸런스 디자인이란 무엇인가? » 인체 불균형과 질병 » 왜, 5 밸런스 디자인(재활)인가 » 5 밸런스 디자인(재활)을 위한 치료적 운동 » 인체는 골반을 중심으로 연결된 하나의 유기체이다.
마인드 밸런스 디자인(재활)	마인드 밸런스 디자인(뇌의 선순환 구조) » 마음이 육체를 지배한다. » 뇌는 상상과 현실을 구분 못 한다. » 피그말리온, 로젠탈, 플라세보, 자기 충족적 예언 효과

어깨 밸런스 디자인(재활)	목, 어깨, 팔의 구조 및 밸런스 디자인 관련 질환 » 목디스크, 거북목, 일자목, 오십견, 회전근개파열, 골프·테니스 　엘보우 질환 내장기 질환 » 폐, 심장 질환 밸런스 디자인(재활) » K-맥킨지 목, 어깨 폄 운동 » 가슴우리 입구 마름모 밸런스 디자인 » 폐, 심장 질환 밸런스 디자인
골반 밸런스 디자인(재활)	척추, 골반 구조 및 밸런스 디자인 관련 질환 » 허리 과전만, 후만, 측만증, 디스크/협착, 골반 통증, SI Joint, 　여성 질환 예방 내장기 질환 » 방광, 자궁, 전립선, 직장, 간, 위, 신장, 대장, 소장 등 밸런스 디자인(재활) » K-맥킨지 허리 폄 운동 » 골반뼈 마름모 밸런스 디자인 » 엉치엉덩관절 밸런스 디자인
발 밸런스 디자인(재활)	엉덩이, 무릎, 발목 관절 구조 및 밸런스 디자인 관련질환 » 엉덩이·무릎·발목 관절, 발가락 통증, OX 다리, 족저근막염, 　무지외반증, 발부종, 허혈성 강축, 손·발 차가움 예방 밸런스 디자인(재활) » 고관절, 무릎, 발목 평가 및 치료 운동 » 도수 발저항 운동(아킬레스건염, 족저근막염, 발목 삠) » 발목 교정운동, 발아치 걷기 운동, 밸런스 걷기운동

교육과정	교육내용
호흡 밸런스 디자인	호흡계 구조와 밸런스 디자인 왜, 호흡은 코로 해야 하나? 관련 질환 » 호르몬 불균형 질환, 여성 질환, 눈·코·귀·입·목 질환, 전립선, 안구 건조증, 잇몸질환 등 전신 질환 입에 스포츠 테이프 사용 방법 » 엘라스틱 테이프 메카니즘 » 엘라스틱 테이프 사용 시 주의사항
밸런스 댄스 디자인	시니어를 위한 밸런스 댄스 디자인 » 어깨 밸런스, 골반 밸런스, 발 밸런스, 전신 댄스 » 밸런스 댄스 디자인 프로그램(10분, 30분) » (내 몸) 건강 지킴이 과정 포함 교육

□ 아카데미 과정 문의

• JLP 스포츠 의·과학연구소 홈페이지(연락처 02.3667.2405)

04 건강 특강(프로그램)

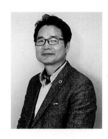

□ 강사 박중림 박사

□ 학력(전공)

경희대학교 스포츠 의·과학 박사

(물리학 20대, 경영학 30대, 스포츠의·과학 40대, 물리치료학 50대)

□ 경력

JLP 스포츠 의·과학 연구소 대표

JLP 밸런스 디자인 센터 원장

한양대하교 미래인재교육원 겸임교수

전)경희대, 부천대, 오산대학교 겸임교수

대기업에서 25년 근무 후 조기 퇴직으로 인생 2막 시작

Balance Design Therapy 학회 학회장

국제통합대체의학협회 교육이사

한국선수트레이너협회 교육이사

서울시 걷기연맹 교육이사

□ 논문, 번역서

· 시니어 건강, 바디 밸런스로 완성하라

· 자세교정을 위한 허리근육강화 운동법(The Vital Psoas Muscle by Jo Ann

Staugaard-Jones, 공역)

· 클리니컬 마사지(Basic Clinical Massage Therapy by Laura Allen, David Pounds, 공 역)

· 근육기능평가법(Kinkinou Hyoukahou by Kuribara Osamu, 공역)

· EMS요법이 근 기능 및 균형 능력에 미치는 영향 (박사논문)

□ 강연 경력

서울·부산·경남 인재개발원, 강원·경기·부산·경남·대전·충남·인천 교육연수원, 국가보훈처, 법무부연수원, 국회의정연수원, 산업인력공단, 공무원연금관리공단, 서울·부산·인천 교통공사, 한국철도시설공단, 국민·산업·외환·신한은행 연수원, 농협·수협·새마을금고 연수원, 롯데·신세계·현대백화점, 아로마협회, 요가협회, 삼성, 두산, 포스코 등 기업 및 지자체 강연

□ 강연 테마 (건강과 인문학, 산업안전보건)

– 인생 최대 리스크 "건강 자산 관리" 프로젝트!

– 올바른 자세와 바디 밸런스 디자인(재활)

– 여성 건강 & 바디 밸런스 디자인(재활)

– 근·골격계 질환 예방과 밸런스 디자인(재활)

– 퇴직(예정)자를 위한 건강자산 관리 프로젝트!

□ 강연 제목

《시니어 건강, 바디 밸런스로 완성하라》

- 내가 나를 치유하는 건강 지킴이 -

□ 강연 대상

• 개인 : 시니어(50.60.70대), 퇴직 예정자, 퇴직자, 건강에 관심이 있는 자

• 단체 : 정부, 기업 건강 특강, 조찬 강연, 산업안전 보건교육

□ 강연 목차

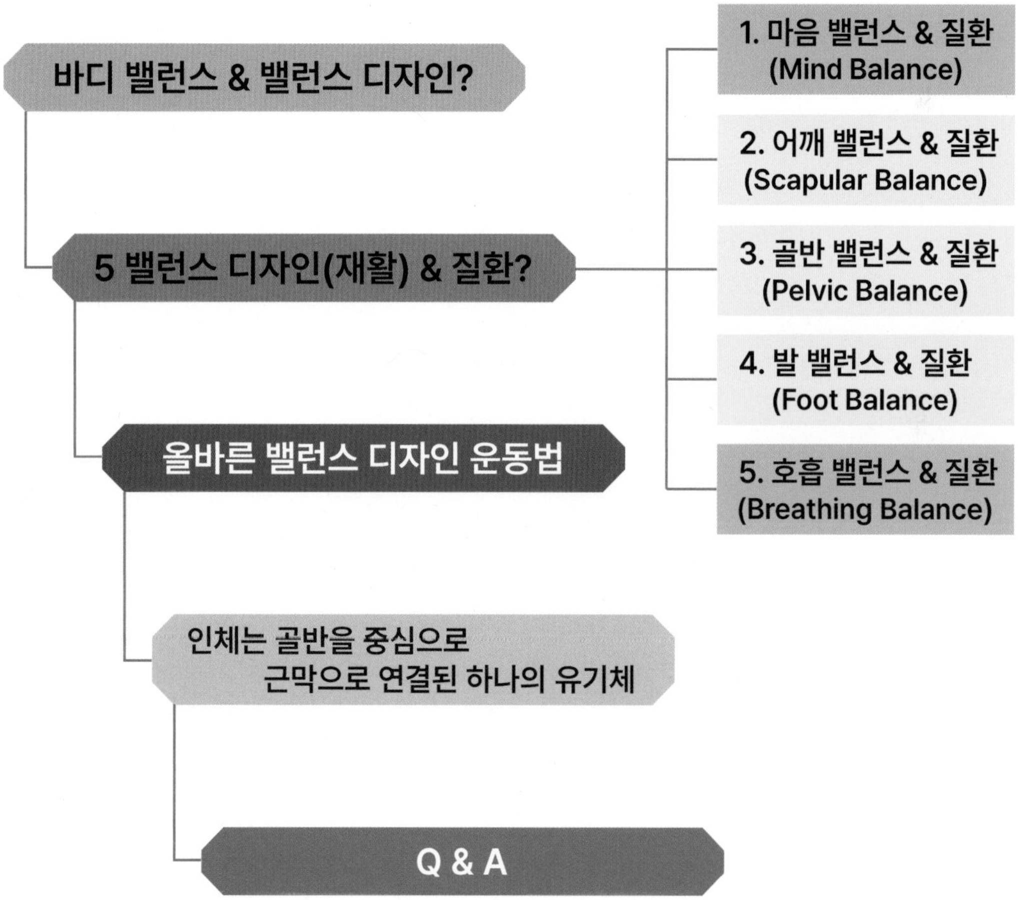

바디 밸런스 & 밸런스 디자인?

5 밸런스 디자인(재활) & 질환?

1. 마음 밸런스 & 질환
(Mind Balance)

2. 어깨 밸런스 & 질환
(Scapular Balance)

3. 골반 밸런스 & 질환
(Pelvic Balance)

4. 발 밸런스 & 질환
(Foot Balance)

5. 호흡 밸런스 & 질환
(Breathing Balance)

올바른 밸런스 디자인 운동법

인체는 골반을 중심으로
근막으로 연결된 하나의 유기체

Q & A

이론과 체험 교육

구분	시간	교육내용(이론+체험)
올바른 자세와 밸런스 디자인 (재활)	3H	1. 밸런스 디자인(재활)이란? 　1) 인체의 불균형과 질병 　2) 왜! 밸런스 디자인(재활)인가 　3) 밸런스 디자인을 위한 치료적 운동 2. 밸런스 질환과 치료적 운동법 　1) 어깨 밸런스와 질환 　» 목·어깨·팔·등 불균형 원인, 질환, 치료적 운동법 　» 목디스크, 거북목, 일자목, 오십견, 회전근개 파열, 석회성 힘줄염, 골프·테니스 팔꿈치, 폐(간)·심장 질환 등 　2) 골반 밸런스와 질환 　» 척추, 골반 불균형 원인, 질환, 치료적 운동법 　» 허리 디스크·협착증, 일자허리, 척추전(후)만증, 골반 관련 통증, 임신·출산 등 여성 질환 　3) 발 밸런스와 질환 　» 고관절, 무릎, 발목 불균형 원인, 질환, 치료적 운동법 　» 고관절 무혈증 괴사, 통증, 족저근막염, 아킬레스건염, 만성 발목 삠, 무지외반증, 지간신경통, 발 차가움 등 　4) 몸, 호흡 밸런스와 질환 　» 뇌는 상상과 현실을 구분 못 한다. 　» 몸이 육체를 지배한다. 　» 호흡 불균형 원인, 질환, 치료적 운동법 　» 호르몬 질환(뇌하수체 질환), 구강 질환, 코·목골이, 안구건조증, 이명, 전신 질환(심혈관계질환, 소화기 질환) 등

※ 교육환경에 따라 시간 및 대상 인원은 탄력적으로 운영

이론과 실습 교육

구분	시간	교육내용(이론+실습)

올바른 자세와 밸런스 디자인 (재활)	6H	1. 밸런스 디자인(재활)이란?
		  1) 인체의 불균형과 질병
		  2) 왜! 밸런스 디자인(재활)인가
		  3) 밸런스 디자인을 위한 치료적 운동
		
		2. 밸런스 질환과 치료적 운동법
		  1) 어깨 밸런스와 질환
		  » 목·어깨·팔·등 불균형 원인, 질환, 치료적 운동법
		  » 목디스크, 거북목, 일자목, 오십견, 회전근개 파열, 석회성 힘줄염, 골프·테니스 팔꿈치, 폐(간)·심장 질환 등
		  2) 골반 밸런스와 질환
		  » 척추, 골반 불균형 원인, 질환, 치료적 운동법
		  » 허리 디스크·협착증, 일자허리, 척추전(후)만증, 골반 관련 통증, 임신·출산 등 여성 질환
		  3) 발 밸런스와 질환
		  » 고관절, 무릎, 발목 불균형 원인, 질환, 치료적 운동법
		  » 고관절 무혈증 괴사, 통증, 족저근막염, 아킬레스건염, 만성 발목 삠, 무지외반증, 지간신경통, 발 차가움 등
		  4) 몸, 호흡 밸런스와 질환
		  » 뇌는 상상과 현실을 구분 못 한다.
		  » 몸이 육체를 지배한다.
		  » 호흡 불균형 원인, 질환, 치료적 운동법
		  » 호르몬 질환(뇌하수체 질환), 구강 질환, 코·목골이, 안구건조증, 이명, 전신 질환(심혈관계질환, 소화기 질환) 등

※ 교육환경에 따라 시간 및 대상 인원은 탄력적으로 운영

□ 아카데미 과정 문의

• JLP 스포츠 의·과학연구소 홈페이지(연락처 02.3667.2405)

디톡스

바디 밸런스 디자인(재활)과 함께 식생활 습관 교정도 반드시 함께해야 건강함이 완성된다.

독소를 제거를 위한 가성비 좋은 해독방법을 '용융소금 대장 디톡스'와 안드레이모리츠의 '간 청소 해독법'을 소개한다.

★ 소금 디톡스

‡ 준비물

» 500ml 유리병 * 1개

» 힐링솔트 3그램짜리 90봉(1박스)

» 레몬즙기(짜는 기구)

‡ 디톡 방법

1일차

따뜻한 물 500ml + 소금 2봉 = 4회, 2.0리터 + 8봉(1시간 안에 마시기)

2일차

따뜻한 물 500ml + 소금 2봉 = 3회, 1.5리터 + 6포(1시간 안에 마시기)

3일차

따뜻한 물 500ml + 소금 2봉 = 2회, 1.0리터 + 4포(1시간 안에 마시기)

4일차~7일까지, 3일째와 동일 시행할 것

⚓ 상세 내용

- 마신 후 1시간 안에 숙변과 독소가 몸 밖으로 빠져 나간다.

  소금물 섭취 중 화장실 반응이 나오면, 소금물 드시는 걸 중단하고, 화장실 다니는 것에 집중한다. 남은 소금물은 따뜻한 물과 희석하여 대변과 독소로 빠져나간 수분을 보충하기 위해, 조금씩 마셔준다.

- 개인별 몸 상태와 기저 질환에 따라 차이가 날 수 있다.

  화장실 다니는 회 수, 시간이 다소 더 길수도 있다. 화장실은 4번~5번 정도가고 세균, 바이러스, 노폐물, 독소 배출되는 과정이다.

- 소금 물 먹은 후 화장실 가는 게 중요하다.

  숙변, 독소가 빠져나가기 전까지는 포만감으로 매우 불편할 수 있고, 처음 화장실 다녀오면 그때부터 숙변, 독소가 빠져 나가는 양 만큼 몸이 가벼워지고 기분 또한 좋아지는 것을 경험할 수 있는 행복한 시간이 될 것이다.

- 세균, 바이러스, 숙변, 독소 배출하는 것이 목적이다.

  소금물을 2리터 마신 후 1시간이 넘어도 포만감만 있고 화장실을 못 갈 경우는 3 그램 소금을 500ml 타서 한잔 더 마시면 반응이 오기 시작한다.

- 화장실을 4~5번 다녀오고, 그 이후에도 화장실 때문에 걱정을 하는데 노폐물과 독소를 다 쏟아내고 그 다음부터는 소변만 자주 보아 일상생활에 지장을 주지 않는다.

- 디톡후에 물이 많이 먹고 싶어진다.

  그러면 따뜻한 물을 마시면 된다. 이때 차가운 물은 절대 금지다. 디톡 금식 중에는 차가운 물은 절대 안 된다. 끝나도 찬물 먹는 것은 절제하는 것이 건강을 지키는 최고의 과제이다.

- 디톡스 금식을 하면 배가 고프고 힘이 빠진다.

  이때 따뜻한 물에 소금을 타서 복용하면 10분 내로 힘이 생겨난다. 소금물이 짜다고 느껴지면 몸에 소금이 부족해서 느껴지는 현상이다.

- 속이 매스껍고 울렁거리는 현상은 위에 염증이 심할 때 나타는 현상입니다.

  구토하고 싶은 증상도 나타난다. 이때도 수분이 부족하면 구토 증세가 나타난다. 이때는 아주 따뜻한 물을 조금씩 먹기를 권장한다. 소금물 먹는 속도를 늦춰 주고, 따뜻한 물과 교대로 한 번씩 교차하며 마시는 방법도 병행하면 좋다. 또한 10분 동안 스트레칭이나 심호흡 후 드시면 울렁거리는 증상과 구토가 많이 사라진다.

- 레몬은 화장실 4~5번 다녀온 후 먹는다.

  레몬은 한번 드실 때 큰 것 3~4개 착즙기에 즙을 짜서 먹는다. (시중 판매하는 유기농 레몬즙을 사용하기도 함)

- 아침과 점심 사이에 500ml 따뜻한 물에 소금 3그램 타서 천천히 차처럼 드시고, 모자란 수분을 채워주는 것이 매우 중요하다. 이와 같은 방법으로 점심과 저녁 사이에 1포, 저녁과 잠들기 전 1포 하루, 총 3포 드세요. 반드시 차 드시는 것처럼 아주 천천히 드시는 게 원칙이다. 또한 소금을 먹은 양만큼 따뜻한 물을 마셔야 균형이 맞는다. (소금 물 500ml, 따뜻한 물 500ml)

ǂ 디톡스 기간 나타나는 증상

1. 위가 아프고 속이 쓰리다. 위 염증 있는 사람과 수분이 매우 부족한 사람의 경우다.

2. 머리가 아프다. 혈관청소 관계로 독소가 생기고 산소가 부족하여 두통을 호소한다. 일시적인 현상이며 3일 후에는 증상이 살아진다. 또한 탄수화물 증후군으로 나타나기도 한다. 특히 3일째가 가장 두통이 심하다.

3. 몸살이 난 것처럼 몸이 아프다. 몸속 염증이 치유되는 과정이고 일시적 현상으로 매일 매일 다른 곳으로 이동하며 나타난다.

4. 기운이 없다. 포도당과 산소부족으로 나타난다. 운동을 병행하면 바로 회복되기도 한다. 너무 기운이 떨어지면 3일 뒤부터는 500ml 따뜻한 물에 꿀을 타서 드시면 기운에 도움은 되지만, 다이어트하는 분들은 500ml 소금 3그램 타서 드시는 게 더 좋은 방법이다.

5. 그 외 많은 여러 가지 증상이 일어납니다. 그때 마다 고민하지 마시고, 함께 고민하고 해결하면 된다.

★ 매일 생활 소금 디톡스(detoxification)

‡ 준비물

» 500ml 유리병 ＊ 1개
» 힐링솔트 3그램짜리 90봉(1박스)

‡ 디톡 방법

» 기상 직후 따뜻한 물 250ml + 소금 1봉 마시기(한번에 다 마셔도 됨)
» 아침식사 : 금식, 간단한 과일 껍질째 먹기
» 점심식사 : 정상적인 식사
» 저녁식사 : 따뜻한 물 500ml + 소금 1봉 마시기와 간단한 식사

‡ 효과

» 빈번한 다이어트로 인한 전해질 부족과 노화 현생 방지
» 꾸준히 생활화하면 몸 독소제거와 변비 치료 및 예방
» 피부에 수분 공급 및 유지로 피부 보존

★ 의사들도 모르는 기적의 간 청소 - ' 안드레이스 모리츠 '

‡ 개인별 준비물(1회 기준)

» 타르트 체리 쥬스   3병
» 앱섬솔트(황산마그네슘)   60g
» 천연 엑스트라버진 올리브오일(식용)   120ml

» 천연 자몽(레몬, 오렌지) 쥬스　　　　　180ml

» 대장 청소약 2회분, 관장약 1회분　　　(약국구입) …… 특별한 경우

‡ 간청소 목적

» 내장기 밸런스 핵심인 간(담) 기능 활성화

» 내장기 불균형으로 인한 근골격 질환 예방 및 치유

‡ 간(담) 청소를 해서는 안 되는 사람

» 장폐색, 장질환, 급성 감염증, 항암 치료, 담도 스텐트 삽입자

» 임신, 모유 수유, 월경, 변비와 치질, 허약체질, 처방약 복용

‡ 타르트 체리 쥬스란?

1. 간(담)석을 부드럽게 만들어 매끄럽고 쉽게 빠져나올 수 있도록 도움

2. 강력한 세정효과, 제2 당뇨 위험 인자 감소, 관절 염증 감소, 종양성장 억제, 혈액순환 개선, 혈압 개선, 심장과 뇌의 건강 제고

3. 마시는 동안 변화

» 예민한 사람은 배가 더부룩해지고 때로는 설사

» 설사는 간(담낭)에서 배출된 담즙이 고여 있던 것이며, 물의 비율을 조금 높이면 설사가 줄어 듬

» 산성으로 치아손상 예방을 위해 베이킹소다로 입안을 자주 행구고, 칫솔로 치아를 닦아 줌

‡ 체리쥬스 마시는 동안 식사방법

피해야 할 음식

» 차가운 음식(료), 튀기거나 정제 설탕이 들어간 식품

» 육류, 생선, 가금류, 달걀, 버터 같은 동물성 단백질 식품

» 정상식사를 하되 과식 금지

권장 식사

» 신선한 샐러드, 익힌 채소, 과일

» 곡물, 콩류, 견과류, 씨앗류, 천연오일

» 따뜻하거나 적어도 미지근한 음식

‡ 일자 별 실행방법

1. 행 전주(토/일요일) - 특별한 경우

(1) 대장 청소 1회 차 : 간 청소 1~2일 전 실시

(2) 대장 청소 이유

» 간 청소 때 느끼는 불편함, 두통, 메스꺼움은 대장을 깨끗하게 비우지 않았기 때문

» 복용하는 오일 혼합물, 노폐물이 장에서 위장으로 역류 방지하고 빠져 나온 간
(담) 석을 몸에서 신속하게 배출

2. 1일차~ 5일차(월~금요일) : 타르트쥬스 마시기

(1) 체리쥬스 473ml(237*2=473) 1병, 2일간 나누어 음용

(2) 체리쥬스 237ml(1배)+물 711ml(4배)를 희석하여 음용

(3) 위장이 예민한 경우, 물 비율 5배~6배 조정하면 설사 줄어듬

(4) 식간에 조금씩, 되도록 여러 번으로 나누어서 마심

(5) 하루 종일 체리산이 지속적 공급되어 담석을 부드럽게 함

(6) 식사 직전과 식후 1~2시간 동안, 오후 6시 이후 마시지 말 것

(7) 담즙 만들기 위해 하루 물 6~8잔(약 1.5L) 마실 것

3. 6일차(토요일 오전, 오후)

(1) 아침 따뜻한 물 한컵 먹고, 따뜻한 타르트주스 1일분 모두 음용

(2) 배가 고프면 따뜻한 음식으로 가벼운 식사 후 마셔도 됨

(3) 점심은 과일이나 생채소로 간단 식사

(4) 오후 1시 30분 이후, 물 이외 어떤 음식도 금식

4. 6일차(토요일 저녁)

(1) 준비물

» 물720ml+엡섬솔트60g=유리병 융해(4회차*180ml)

» 엑스트라버진 올리브오일120ml+자몽180ml=유리병 융해(1회*300ml)

(2) 오후 6시 : 1회차 엡섬솔트180ml 마심(20분 이내 물 마시지 말 것)

(3) 오후 8시 : 2회차 엡섬솔트180ml 마심(20분 이내 물 마시지 말 것)

　　　* 오후 9시 30분 : 엡섬솔트 마신 후, 한번 이상 설사 없으면 관장 실시

(4) 오후 10시 : 자몽+올리브 300ml 용액을 한 번에 서서 마심

» 엠설솔트 마신후 계속 설사가 진행되면 10~15분 후 실시

» 2시간 이내 물 마시지 말 것

» 용액을 마신 즉시, 머리를 베개 2개 정도 높게 하고, 방안의 불을 끄고 바로 누워 절대 말을 해서는 안 되며, 20분 후 베개 하나를 빼고 평상시와 같이 바로 누워 잠을 잔다(엎드려 자는 것은 절대 불가).

» 예민한 경우 구토 증상이 생기기도 하지만 참고 잠을 청한다.

5. 7일 차(일요일)

(1) 오전 6시

» 기상 후 따뜻한 물 한잔 마심, 잠시 후 3회차 엡섬솔트180ml 마심

» 걷기 운동과 내장 운동 또는 복부 마사지를 지속적으로 함

» 변 본 후 샤워기로 대변에 뿌려서 간석 체크, 관찰, 사진 찍기

» 변기 속에 황갈색 쓰레기 같은 것들이 많이 뜨기도 함

　(쓰레기는 담도에 끼어있는 노폐물에 콜레스테롤이 함유된 것임)

(2) 오전 8시

  » 4회 차 엡섬솔트180ml 마신 후 걷기, 장 운동, 복부 마사지 계속

  » 변 본 후 샤워기로 대변에 뿌려서 간석 체크, 관찰, 사진 찍기

(3) 오전 10시

  » 직접 짠 과일 주스를 마셔도 되며, 1시간 후 약간의 과일 섭취

  » 점심, 저녁부터 죽과 과일 등 채식 위주의 식사(약간 배고플 정도)

(4) 저녁, 다음 날 아침까지 정상 상태로 회복되며 몸이 좋아진 느낌

(5) 앞으로 3주 동안은 가벼운 식사, 간과 담낭이 '대수술'을 받았다는 사실을 명심.

(6) 매번 간 청소 후 3~4일 간 신장을 깨끗이 해주는 차를 마신다. 신장 질환 병력
    이 있다면 3~4주간의 신장 청소를 정확히 한다.

‡ 간에 담석이 생기지 않게 하는 방법

1. 1년에 두 번씩 간 청소를 하라

2. 대장과 신장을 깨끗하게 유지하라

3. 이온수를 자주 마셔라(물을 끓여서 온수차로 음용)

4. 날마다 황을 섭취하라

5. 날마다 충분한 양의 물을 마셔라

6. 규칙적 식사, 채식위주의 식사, 과식하지 말것

7. 정제하지 않은 천일염을 먹어라

8. 충분한 수면, 과로하지 금지, 규칙적인 운동, 규칙적 햇볕 쬐기

9. 매일 오일풀링을 하라

‡ 신장 청소법(레몬요법)

1. 레몬 껍질을 포함 한 즙을 만들어 따뜻한 물에 타서 마시면 간장, 담낭, 신장을
    청소하고 신장, 담낭에 축적된 칼슘을 녹이는 데 도움

2. 레몬즙+물=적당히 혼합하여 아침 공복에 한 잔씩 3~4주 15일 음용

JLP 밸런스 디자인(재활) 센터

» **위치** : 서울시 영등포구 당산로 47길 20,칼라오피스텔 802호

(지하철 2호선/9호선 당산역 3번 출구에서 도보 3분 거리)

» **예약** : 02. 3667. 2405(전화 예약만 가능함)

» **근무시간**

1) 평   일 : 오전 9시 ~ 오후 6시

2) 토요일 : 오전 9시 ~ 오후 2시

* 일요일, 공휴일은 휴무

* 지방에서 오시는 분은 별도 시간 조정 가능함.

» **밸런스 디자인(재활) 시간**

1) 기본 밸런스 평가 및 디자인(재활) 30분

2) 심화 밸런스 평가 및 디자인(재활) 50분

» **밸런스 디자인(재활)**

1) 목·어깨 밸런스 디자인(재활)

* 머리 질환 : 두통, 편두통, 머리 얼굴 모든 증상, 모든 질환

* 목관절 질환 : 디스크, 일자목, 거북목, 목 삠, 교통사고 손상 등

* 어깨관절 질환 : 오십견, 회전근개파열, 어깨충돌증후군, 석회성건염, 오목테두리손상, 힘줄염, 윤활염, 습관성어깨빠짐 등

* 내장기 질환 : 폐질환, 심장질환(부정맥)

2) 척추·골반 밸런스 디자인(재활)

* 척추 질환 : 디스크, 일자허리, 척추관협착증, 척추분리증, 전방전이증, 허리 통증

* 골반 질환 : 엉덩뼈, 두덩뼈, 꼬리뼈, 궁둥뼈 통증

* 복강 질환 : 간, 위, 췌장, 십이지장, 신장, 소·대장 구조적 기능 저하증 (위하수증, 체증, 소화, 변비, 횡격막 기능 제한, 두통)

　　　 ＊ 골반강 질환 : 방광, 자궁, 직장, 전립선 관련 질환

3) 무릎·발 밸런스 디자인(재활)

　　　 ＊ 엉덩관절 질환 : 골관절염, 무혈성괴사, 엉덩관절 통증

　　　 ＊ 무릎 질환 : 퇴행성관절염, 십자인대파열, 연골판 파열, 무릎뼈 통증, 무릎 통증

　　　 ＊ 발목, 발관절 질환 : 발목삠, 족저건막염, 아킬레스건염, 무지외반증, 발가락 신경통

4) 성장 밸런스 디자인(재활) : 키 성장, 척추측만증, 일자목, 거북목, X.O다리

5) 임신, 출산 밸런스 디자인(재활) : 출산 전, 후 여성

감사의 말

처음부터 계획된 인생 2막은 아니었다.

무릎 관절을 아껴 쓰기 위해 나름대로 노력했지만, 병원에만 의존해야 했던 비전문가의 한계를 뼈저리게 느낄 수밖에 없었다. 독학으로 시작한 인체 공부가 '밸런스 디자이너'라는 건강 컨설턴트로 인생 2막을 시작하게 될 줄 누가 알았겠는가?

직장을 그만두고 새로운 길을 선택한다는 것은 쉽지 않았다.

50세가 되기 전에 퇴직하겠다는 결심은 40대에 임원으로 승진한 이후부터 진지하게 고민하기 시작했다. 장애 판정을 받았을 무렵부터 허리(엉덩관절), 무릎, 발의 통증 주기가 짧아지고 통증 기간은 길어지면서 병원 치료로는 한계에 도달한 상황이었다.

한 가정의 가장으로서, 대기업 임원으로 성공적인 커리어를 이어가던 시점에, 학교를 다시 다니며 꿈을 찾겠다는 결심은 결코 쉬운 선택이 아니었다. 부모님과 가족들에게 걱정과 불안을 안겨주어 미안했고 고맙다는 말을 전하고 싶다.

진로를 고민할 때 기도로 용기를 주신 조성욱 목사님, 고(故) 김원기 박사님(LA 올림픽 금메달리스트)이 멘토가 되어, 지금의 길로 나를 인도해 주셨기에 늘

감사한 마음을 간직하고 있다. 대양상선 정유근 회장님, 몸살림 운동본부 김철 선생님, 김효린 선생님, 경희대학교 성기석 교수님 등 멘토들께서 많은 조언과 도움을 주셨다.

이 책의 출판을 함께해 주신 공동 저자 선생님들, 이종철 선배님, 정천권 국장, 신중년 중앙회 박주철 회장님, 대경북스 대표님과 직원들께 감사드린다.

무엇보다 이 길로 인도하시고 여기까지 올 수 있도록 도와주신 하나님께 모든 영광을 돌립니다.

★ 참고문헌

» CIBA도해의학백과, Frank H. Netter, 정담, 2010.

» 근막경선치료, Serge Paoletti, 한미의학, 2012.

» 근막경선해부학, Thomas W. Myers, 엘스비어코리아, 2010.

» 근육기능평가, KURIBARA OSAMU, 신흥메드사이언스 .

» 근육뼈대계통의 기능해부학 및 운동학, Donald A. Neuman, 범문에듀케이션, 2018.

» 알기쉬운 몸살림운동, 김철, 사)몸살림운동본부, 2009.

» 의사들도 모르는 기적의 간 청소, 안드레아스 모리츠, 에디터, 2018.

» 인체사용설명서, 김효린, 엄마와아들, 2023.

» 인체해부학, Kent M. Vande Graaff, 정문각, 2011.

» 임상신경해부학.신경과학, Estomih Mtui 외, 범문에듀케이션, 2017.

» 전립샘염과 골반통증의 새로운 치료법, 데이비드와이즈외, 군자출판사, 2009.

» 증상별도인체조, 이승헌, 한문화, 2005.

» 파워운동생리학, Scott K. Powers, Edward T. Howley. 라이프사이언스. 2021.

| 저자소개 |

저자 박중림 외(박상준, 고은정, 구용욱, 박성진)

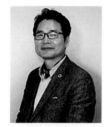

박중림 박사
경희대학교 스포츠·의과학 박사
물리학(20대), 경영학(30대), 스포츠의.과학(40대), 물리치료학(50대) 전공

JLP 스포츠 의·과학 연구소 대표
JLP 밸런스 디자인 센터 원장
한양대하교 미래인재교육원 겸임교수
전)경희대, 부천대, 오산대학교 겸임교수
인생1막 대기업에서 25년 근무 후 조기 퇴직

Balance Design Therapy 학회장
국제통합대체의학협회 교육이사
한국선수트레이너협회 교육이사
서울시 걷기 연맹 교육이사

박상준 운동치료사, 밸런스 디자이너, JLP 밸런스 디자인센터 부원장
고은정 운동치료사, 밸런스 댄스 디자이너, 지오 무용댄스학원 원장
구용욱 물리치료사, 밸런스 디자이너, 도화요양병원 물리치료실
박성진 물리치료사, 밸런스 디자이너, 서울재활병원 신경계 물리치료팀

박소영, 모델, 밸런스 디자이너

JLP 스포츠 의·과학 연구소

JLP 바디 밸런스 디자인 센터

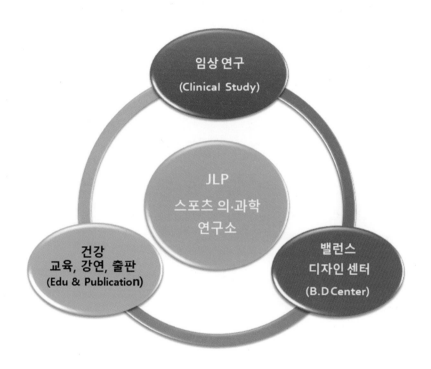

서울특별시 영등포구 당산로47길 20, 칼라오피스텔 802호

(지하철 2호선/9호선 당산역 3번 출구에서 도보로 3분 거리)

T. 02) 3667-2405, 홈페이지 참조

* 《시니어 건강, 바디 밸런스로 완성하라》 책 구입시 *

- 기본 평가 및 재활 1회, 50% 할인 -

- 밸런스 디자인 센터, 연구소에서 책 구입 가능 -